常见病针灸临床丛书

抑郁障碍

总主编◎张建斌

主 编◎郑 美

U0206986

中国健康传媒集团
中国医药科技出版社

内容提要

本书系统阐述了针灸治疗抑郁障碍的内涵。从病因病机、辨证分型等方面梳理和总结了中医学对抑郁障碍的认识，同时概述了西医学对抑郁障碍的诊疗流程。归纳了针灸疗法的诊治规律与疗效特点，并从神经内分泌、免疫、心理等角度分析针灸的治疗。最后概述特殊抑郁障碍人群的健康管理。

本书适合针灸、中医临床医务人员、教育工作者及学生阅读使用，也可供中医学研究人员及爱好者参阅。

图书在版编目（CIP）数据

抑郁障碍 / 郑美主编；郝晓慧，龚瑞编写 . —北京：中国医药科技出版社，2023.7

（常见病针灸临床丛书）

ISBN 978-7-5214-3962-5

Ⅰ.①抑… Ⅱ.①郑…②郝…③龚… Ⅲ.①抑郁障碍-针灸疗法 Ⅳ.①R246.6

中国国家版本馆CIP数据核字（2023）第101066号

美术编辑 陈君杞
版式设计 南博文化

出版 **中国健康传媒集团** | 中国医药科技出版社
地址 北京市海淀区文慧园北路甲22号
邮编 100082
电话 发行：010-62227427 邮购：010-62236938
网址 www.cmstp.com
规格 710×1000mm $^1/_{16}$
印张 8
字数 144千字
版次 2023年7月第1版
印次 2023年7月第1次印刷
印刷 三河市万龙印装有限公司
经销 全国各地新华书店
书号 ISBN 978-7-5214-3962-5
定价 36.00元

获取新书信息、投稿、为图书纠错，请扫码联系我们。

《常见病针灸临床丛书》
编委会

张聪　　赵舒梅　　罗家麒　　张音　　张国栋
蔡慧倩　　覃美相　　刘科辰　　徐静　　赵舒梅
周娟娟　　林媛媛　　潘珊娜　　林欣颖　　张熙
金传阳　　刘金鹏　　刘慧　　章甜　　李琳慧
胡光勇　　薛亮　　叶菁菁　　陆露　　李浩
赵峥睿　　周翔　　朱金亚　　王亮　　王应越
朱德淳　　强晟　　马罕怿　　毕琴　　熊先亭
谢韬　　李乔乔　　赵瑞瑞　　裴梦莹　　贡妍婷
张新昌　　朱世鹏　　王耀帅　　叶儒琳　　罗楚
陈霞　　黄伟　　武九龙　　王玉娟　　李明
詹明明　　曾玉娇　　秦公顺　　郭林曳　　彭延辉
　　　　　　赵协慧　　武娟　　李梦雪

本书编委会

主　编　郑　美
副主编　郝晓慧　龚　瑞

序

　　针灸是源自中国古代的一门系统学问：利用特定的工具，在人体体表特定部位进行施术，产生一定的效应，以达到防病治病的目的，并在长期的临床实践中，形成了独特的理论体系和学术框架。

　　《黄帝内经》时代，针灸理论构建逐渐完善，包括九针形制、操作和应用，脏腑经络和五体身形，溪谷骨空和气府明堂，疾病虚实和针灸补泻等。公元256~260年间，皇甫谧编撰《针灸甲乙经》，从基础到临床，系统整理了针灸学知识、理论和临床应用，构建了针灸学科体系。此后，针灸学术一直在自己固有的轨道上发展和进步。直到清末民初，伴随着西学东渐的逐渐深入，在东西方文化交互辉映和碰撞下，针灸学术的发展轨迹，已经呈现出多流并进、百花齐放的特点。尤其是20世纪70年代以来，针灸在世界各地广泛传播，针灸学术更是进入了一个多元化发展的新时代。

　　当代针灸医学蓬勃发展，其学术视野也越来越宽广，无论是基础理论，还是临床应用，都是古代针灸学术所无法比拟的。当今的针灸学术，主要有以下几个特征。

　　1.广泛应用于世界各地。针灸在南北朝时期就已经传到周边的朝鲜、日本等，近几个世纪间断性地在欧洲也有零星传播，但是直到20世纪70年代初，才开始有了世界范围内的广泛传播。针灸的跨文化传播，在异域也出现了从学理到应用的不同理解和差异化变革。

　　2.工具先进，微创、无痛、数据化。针灸工具，古代有"九针"之说，当代不仅有"新九针"、揿针、杵针、浮针等新型针具，还有利用声电光磁等可量化物理参数的新型针灸器具，基于生物传感和人工智能的针灸器具也在孕育中。

　　3.技术进步，操作精细、精准化。针灸操作技术的应用和描述，相对于古代也有了长足的进步，"针灸技术操作规范"国家标准也陆续发布。尤其是在操作目标的部位和结构层次上更加精细、精准，在操作流程上也更加合理和规范，

4.迎接临床新问题和新挑战。与古代主要关注临床证候不同，当代针灸临床实践中还面临着诸多新问题、新挑战。大量基于临床医学病症分类和认知的疾病，在古代医籍文献中没有直接记载和描述，需要当代临床以"针灸学"视角重新再认识，如高血压、高脂血症、糖尿病等；还有一些临床新问题，如围手术期诸症、抑郁症和焦虑症、免疫性疾病、戒断综合征等，需要在实践中探索。

5.临床疗效规律越来越清晰。自2005年有了第一份基于循证模式的针灸临床研究报告以来，近年来开展的针灸治疗便秘、压力性尿失禁、围绝经期综合征等临床多中心大样本研究，取得了较可靠的研究结果，在国内外产生了较大的影响。基于针灸临床特点的方法学研究也受到重视，并出现了专门团队和组织。

6.机制和原理逐渐清晰。尽管还不能完全从现代生命科学和生物医学的角度揭示针灸作用机制，但是随着经穴特异性、穴位敏化、穴位配伍研究深入，针灸作用的神经-内分泌-免疫网络调节机制也逐渐清晰。

应该说，针灸医学的内涵，需要在一个新起点上重新理解、重新诠释。当代针灸临床适用性不断扩大，诊治病种范围越来越宽泛，操作技术也越来越精准，临床疗效观察和评估也越来越严格，部分现代原理和机制逐渐阐明。因此，基于当代临床实践的回顾、思考和展望，更加显得迫切和需要。《常见病针灸临床丛书》，即是响应这一时代的需求。

在当今的话语体系下，选择针灸临床的常见病、多发病，梳理、借鉴古今医家经验，总结近现代临床实践和疗效规律，阐述必要的作用机制和原理，在针灸学术史上作一个短暂的思索，给未来一个更加广阔的空间，即是本丛书的初心。

张建斌

2023年6月

目录

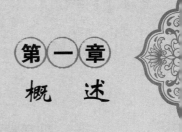
抑郁障碍又称抑郁症，是一种可由各种原因引起的，以显著而持久的心境低落为主要临床特征，且心境低落与其处境不相称，临床表现可以从闷闷不乐到悲痛欲绝，甚至发生木僵的疾病。部分病例有明显的焦虑和运动性激越，严重者可出现幻觉、妄想等精神病性症状。多数病例有反复发作的倾向，每次发作大多数可以自行缓解，部分可有残留症状或转为慢性。多伴发一些躯体症状，比如睡眠障碍、消化不良、思维迟缓、疼痛障碍等。在现代社会，这种病普遍存在，被称为"精神界的感冒"。

在对抗抑郁障碍的历史中，中医发挥了巨大的作用，在最早记载文字的甲骨文中就有关于情志疾病的描述，之后的史料中，也记录了许多古代人民治疗抑郁症状的方法和案例，为后世医家研究抑郁障碍的病因病机和治疗方法提供了坚实的基础，更为现代人认识抑郁，治疗抑郁提供了多种参考。

针灸是一种古老的治疗方法，对维护人们的生命健康作出卓越贡献。中医很早就发现抑郁障碍不只是情志疾病，更是身体内部出现了问题，中医认为"形神一体"，"形"与"神"密不可分，七情过与不及都能导致"形"的损伤。神志不畅，气机郁滞体内，导致脏腑功能失调，造成气、血、痰、湿、火、食等病理产物的滞塞和郁结。所以用针灸作用于"形"从而达到调理"神"的目的，形神相俱，尽终天年。

自古以来，就有很多名家使用针灸治疗抑郁障碍，近现代也有大量针灸治疗抑郁障碍的研究，为造福人类作出贡献。

第一节　诊断与鉴别诊断

一、抑郁障碍的评估和辅助检查

量表是抑郁障碍评估的主要手段，也是临床直观分析患者抑郁程度以及疗效的最有效测评工具。抑郁障碍的临床评定量表较多，但从其性质上看，可分为自评量表与他评量表两类。其中，属于前者的有抑郁自评量表（SDS），而汉密尔顿抑郁量表（HAMD）属于他评量表。从功能上看，抑郁障碍的评定量表又可分为症状评定量表和诊断量表。前者只能用于评估某些抑郁症状是否存在及严重程度，多用于疗效评定、病情观察及精神药理学研究，不具有诊断功能，不能作为诊断依据，如贝克抑郁自评量表（BDI），HAMD。后者是伴随诊断标准编制的，为诊断标准服务的量表。属于诊断量表的工具主要有以下几种。

①世界卫生组织（WHO）编制的《复合性国际诊断问卷（CIDI）》（1990），其依据的诊断标准为《国际疾病分类》第10次修订本（ICD-10）和《精神疾病诊断和统计手册》（第3版，修订版）（DSM-Ⅲ-R）。

②《DSM-Ⅳ-TR轴Ⅰ障碍临床定式检查》，主要与DSM-Ⅳ配套使用。

③《健康问题和疾病定量测试法》（RTHD），这是有我国自主知识产权的诊断评估工具，可与《中国精神疾病障碍与诊断标准第3版》（CCMD-3）、DSM-Ⅳ、ICD-10等配套使用。此评估系统分为3个平台，大众导医台、临床平台和科研平台。

1.量表评估

（1）抑郁自评量表（SDS）：由Zung（1968）编制的抑郁自评量表，是使用最广泛的抑郁障碍测量工具之一。它的使用和计分简便易行，20条题目都按症状本身出现的程度分为4级。患者可根据自己的感觉分别做出"没有""很少时间有""大部分时间有"或"全部时间都有"的反应。这个量表题目是平衡的，一半题目表现消极症状，另一半题目反映积极症状，很容易评分。也可以作为临床检查目录使用。SDS使用简便，在住院患者中测量的效度肯定，但进一步使用需要有更多的信度数据，特别是再测信度数据。由于还未证明SDS对少数有严重抑郁背景的患者的测量效度，所以如用于非住院患者或非精神科领域要十分慎重，且推荐的计分标准不能代替精神科诊断。

（2）汉密尔顿抑郁量表（HAMD）：HAMD是目前使用最为广泛的抑郁量表。HAMD属于他评量表，其原始量表包括21条题目，只按前17条题目计算总分。目前有17项、21项及24项3种版本。HAMD的大部分项目采用5级评分法（从0到4），少数项目采用0~2分的3级评分法。像HAMD这样的观察量表较自评量表有某些优点，最突出的是能够测量像"迟滞"这样的症状。另一个明显的优点是无法读写和症状严重的患者也可以用此量表评定。HAMD具有很好的信度和效度，它能较敏感地反映抑郁症状的变化，并被认为是治疗学研究的最佳评定工具之一，其总分能较好地反映抑郁障碍的严重程度，病情越轻总分越低。使用不同项目量表的严重程度标准不同。如针对17项的HAMD而言，其严重程度的划分是：≥24分为严重抑郁，17分≤HAMD总分≤23分为中度抑郁，≤7分为无抑郁症状。此量表可用于抑郁障碍、恶劣心境等疾病的抑郁症状测量。

（3）Montgomery-Asberg抑郁量表（MADRS）：此量表由Montgomery和Asberg（1979）发展而成，共10个项目，取0~6分的7级记分法。主要用于评定抗抑郁治疗的疗效，许多精神药理学研究均采用这一量表。这一量表应由有经验的专科工作者任评定员。除第1项为观察项外，其余均为自我报告评定。

抑郁障碍的评定量表是临床诊断与评估过程中的有用工具，使用各种量表要掌握各量表的优缺点，取长补短。以上介绍的几种量表中，HAMD最为流行，其他几个量表各有侧重点。应该注意到在使用这些量表时，必须结合病史、精神检查，并与诊断标准和定式检查相配合，才能发挥其应有的作用。

2.辅助检查

对怀疑为抑郁障碍的患者，除了进行全面的躯体检查及神经系统检查外，还要注意辅助检查及实验室检查，尤其注意血糖、甲状腺功能、心电图等。迄今为止，尚无针对抑郁障碍的特异性检查项目，但以下实验室检查具有一定的意义，可视情况予以选择性使用。

（1）地塞米松抑制试验（DST）：口服地塞米松可抑制下丘脑-垂体-肾上腺素轴（HPA）的促肾上腺皮质激素（ACTH）分泌功能，测定血浆皮质醇的含量，如含量下降，表明功能正常，为地塞米松试验阴性；如服用地塞米松后血清皮质醇含量不下降，则为地塞米松抑制试验阳性。试验方法：在晚11点给患者口服地塞米松1mg，次晨8点、下午4点及晚11点各取血1次，测定其中皮质醇水平。如果皮质醇水平等于或高于5μg/dL即为阳性。此试验的临床实用价值仍有许多局限性：①敏感性不够，只有45%的抑郁障碍患者为阳性；②特异性也不够，有许多地塞米松抑制试验阳性者并没有明显的抑郁障碍临床表现，而其他精神疾病患者本试验也可以为阳性。但此试验可用于预测抑郁障碍的复发。

（2）促甲状腺素释放激素抑制试验（TRHST）：该试验被认为是抑郁障碍的生物学指标。试验方法为先取血测定基础促甲状腺激素（TSH）水平，然后静脉注射500mg促甲状腺素释放激素（TRH），然后在第15、30、60及90分钟分别取血测定TSH水平。正常人在注射TRH后，血清中的TSH含量能提高10~29mIU/mL，而抑郁障碍患者对TRH的反应较迟钝（上升幅度低于7mIU/mL），其异常率可达到25%~70%，女性患者的异常率更高。如果将DST及TRHST结合一起检查比单独检查可能对抑郁障碍的诊断更有意义。

二、抑郁障碍的临床表现

抑郁障碍的典型症状包括：情绪低落、思维迟缓、意志行为降低，又称为"三低"症状，其中以情绪低落最为重要。典型症状具有晨重夕轻的变化特点。

1.情绪低落

情绪低落是抑郁障碍的核心症状，患者自觉大部分时间情绪悲伤、心情压抑，无法开心起来，常无原因地哭泣。自我评价低，觉得自己毫无用处，事事不如人，对自己的一切感到糟糕，毫无希望。部分患者甚至会产生罪恶感，觉得自己活着就是浪费社会资源，人生没有意义，进而可能会产生自杀念头甚至有自杀行为。

2.思维迟缓

抑郁障碍患者思维会出现明显的迟缓，思考的过程延长，即使是简单的问题，也时常会很久才能回应，会觉得自己"脑子转不过来"。缺乏决断能力，变得优柔寡断、犹豫不决，对一些小事情也会难以抉择。

3.疲劳感、活力减退或丧失

大多数患者会觉得极度疲劳乏力，休息和睡眠也不能恢复精力。觉得自己做事情力不从心，需要别人一直催促，否则根本不想动。感觉非常孤独，认为没有人能帮助自己。平时的爱好活动都开始提不起兴趣，不愿见人。渐渐不愿参加社交活动，不愿与人交流。

除上述症状外，抑郁障碍还可具有其他多种症状，包括各种躯体不适，常见的主诉包括睡眠障碍、头痛、颈痛、腰背痛、肌肉痉挛、恶心、呕吐、咽喉肿胀、口干、便秘、胃部烧灼感、消化不良、胃肠胀气、视力模糊、性欲下降以及排尿疼痛等等。患者常常因为这些症状到综合医院反复就诊，接受多种检查和治疗，不仅延误诊断治疗，且浪费医疗资源。

三、抑郁障碍的诊断标准

《中国精神障碍分类与诊断标准第3版》（CCMD-3）有关抑郁障碍的诊断标准如下（下述仅为抑郁发作的诊断标准）：抑郁发作以心境低落为主，与其处境不相称，可以从闷闷不乐到悲痛欲绝，甚至发生木僵。严重者可出现幻觉、妄想等精神病性症状。某些病例的焦虑与运动性激越很显著。

1. 症状标准

以心境低落为主，并至少有下列4项。

（1）兴趣丧失、无愉快感。

（2）精力减退或疲乏感。

（3）精神运动性迟滞或激越。

（4）自我评价过低、自责，或有内疚感。

（5）联想困难或自觉思考能力下降。

（6）反复出现想死的念头或有自杀、自伤行为。

（7）睡眠障碍，如失眠、早醒，或睡眠过多。

（8）食欲降低或体重明显减轻。

（9）性欲减退。

2. 严重标准

社会功能受损，给本人造成痛苦或不良后果。

3. 病程标准

（1）符合症状标准和严重标准至少已持续2周。

（2）可存在某些分裂性，但不符合分裂症的诊断。若同时符合分裂症的症状标准，在分裂症状缓解后，满足抑郁发作标准至少2周。

4. 排除标准

排除器质性精神障碍，或精神活性物质和非成瘾物质所致抑郁。另外，根据症状的数量、类型和严重程度可分为轻度、中度、重度抑郁。重度抑郁一般伴随精神病性症状。

四、抑郁障碍的治疗目标

1.提高抑郁障碍的显效率和临床治愈率，最大限度减少病残率和自杀率。成功治疗的关键在于彻底消除临床症状，减少复发风险。长期随访发现，症状完全缓解（HAMD 评分 ≤ 7）的患者复发率为13%，部分缓解（HAMD 减分 >50%）的患者复发率为34%。

2.提高生存质量，恢复社会功能，达到真正意义的治愈，而不仅是症状的消失。

3.预防复发，抑郁障碍为高复发性疾病（复发率>50%）。

五、抑郁障碍的鉴别诊断

1.焦虑与恐惧相关障碍

焦虑与恐惧相关障碍分为广泛性焦虑障碍和惊恐障碍。广泛性焦虑障碍患者时常无明显诱因地出现紧张担心、过分害怕，与现实情况不符，并伴有一些自主神经功能失调症状，如心悸、手抖、出汗、尿频以及运动性不安等。惊恐障碍患者会突然出现极度恐惧的心理，体验到濒死感或失控感，其余时间则正常。注意区分正常的焦虑情绪，如焦虑严重程度与客观事实或处境明显不符，或持续时间过长，则可能为病理性的焦虑。抑郁障碍和焦虑障碍常相伴出现，但抑郁障碍以心境低落为主，焦虑障碍以焦虑情绪体验为主要特征，而且焦虑障碍患者自知能力正常，抑郁障碍患者则自我评价低下，注意鉴别。

2.精神分裂症

精神分裂症是一组病因未明的重性精神病，多在青壮年缓慢或亚急性起病，临床上往往表现为症状各异的综合征，涉及感知觉、思维、情感和行为等多方面的障碍以及精神活动的不协调。患者一般意识清楚，智能基本正常，但部分患者在疾病过程中会出现认知功能的损害。病程一般迁延，呈反复发作、加重或恶化，部分患者最终出现衰退和精神残疾，有的患者经过治疗后可保持痊愈或基本痊愈状态。精神分裂症的临床表现差异很大，大部分会有以下临床症状：感知异常，产生幻觉；或者思维障碍，如被害妄想、嫉妒妄想等；情感淡漠及情感反应不协调；意志和行为障碍，多数患者有意志减退甚至缺乏，表现为活动减少、离群独处，行为被动，缺乏应有的积极性和主动性，对工作和学习兴趣减退，不关心前途，对将来没有明确打算，某些患者可能有一些计划和打算，但很少执行；认知功能障碍，约85%的患者出现认知功能障碍，如信息处理和选择性注意、工作记忆、短时记忆和学习、执行功能等认知缺陷。

精神分裂症会与抑郁障碍合并出现，据统计，在精神分裂症发病6个月后，有将近一半的患者会出现抑郁症状，但是随着精神分裂病情的加深，会淡化抑郁状态，较容易区分。另外，精神分裂症患者的意志减退和抑郁障碍非常相像，临床极容易混淆。但是一般精神分裂症会带有精神病性症状，而抑郁障碍会有明显的悲观绝望、情绪低落。

3.双相情感障碍

双相情感障碍是一种既有躁狂发作又有抑郁发作的疾病。发病原因未明，生物、心理与社会环境等诸多方面的因素参与其发病过程，目前强调遗传、环境或应激因素之间的交互作用，以及这种交互作用的出现时间节点在双相障碍发生过程中具有的重要影响，临床表现按照发作特点可以分为抑郁发作、躁狂发作或混合发作。

双相情感障碍与单相情感障碍的临床症状及生物学异常非常相似，双相情感障碍因表现不典型往往被忽视。正确诊断双相情感障碍是合理治疗的前提。两者的治疗方案及预后转归存在明显差异，两者的差异主要表现在以下方面。

（1）人口学特征：①性别：单相抑郁女性患病率几乎是男性的2倍，但在双相情感障碍患者中性别差异不明显；②年龄：双相情感障碍平均发病年龄为30岁，单相抑郁为40岁，前者明显早于后者，尤其是25岁以前起病的首发抑郁是双相抑郁的重要预测因素；③家族史：家系调查和双生子研究已经证实双相情感障碍的家族聚集性，与单相抑郁相比，双相情感障碍（尤其是双相I型）患者的家系传递与遗传因素的关系更密切。

（2）双向情感障碍发作的特征：①病程特点：与单相抑郁相比，双相情感障碍起病较急，病程较短，反复发作较频繁；②症状特征：双相情感障碍区别于单相抑郁的症状特征包括情绪的不稳定性、易激惹，精神运动性激越、思维竞赛、拥挤，睡眠增加、肥胖、体重增加，注意力不集中、更多的自杀观念和共病焦虑及物质滥用（烟草、酒精、毒品等）。

4.创伤后应激障碍

创伤后应激障碍（PTSD）是指个体经历、目睹或遭遇到一个或多个涉及自身或他人的实际死亡，或受到死亡的威胁，或严重的受伤，或躯体完整性受到威胁后，所导致的个体延迟出现和持续存在的精神障碍。PTSD的发病率报道不一，女性比男性更易发展为PTSD。

创伤后应激障碍的首要条件是个体经历巨大创伤，情绪更倾向于怨天尤人，而不是自我贬低，或者归罪自己。PTSD会有反复相关创伤的噩梦或插入式记忆，伴随一定的睡眠障碍，更多表现为入睡困难，与抑郁障碍更多表现为早醒不同，比较容易鉴别。

5.躯体疾病性抑郁障碍

躯体疾病性抑郁障碍是由于躯体疾病引发的与该损害相关的抑郁状态。有些躯体疾病会引发患者的无助绝望感，进而导致反应性抑郁。抑郁可能会发生于疾病的任何阶段，与疾病痊愈程度相关，但是伴发抑郁的患者有可能出现绝望、不遵医嘱，甚至轻生。所以及时发现躯体疾病性抑郁非常重要。

抑郁障碍也会伴随有躯体症状，比如，慢性疼痛、睡眠障碍、消化系统功能障碍、性功能障碍等等，所以两者较容易混淆，引起误治。主要的不同是躯体疾病性抑郁是疾病先发，而后出现抑郁，抑郁程度和疾病程度相关，会随着疾病的好转而减轻；而抑郁障碍躯体化症状无明显器质性损害，查不出病因，对症状治疗无明显效果。

6.卒中后抑郁障碍

卒中后抑郁障碍是指脑卒中后患者所伴发的一系列抑郁症状（如情绪低落、思维迟缓甚至轻生）和相应躯体不适（如失眠、疼痛、胃胀、头晕等）的综合征，是脑卒中后最常见的心境障碍。目前对卒中后抑郁的诊断并不非常明确。本病继发于脑卒中之后，与原发性抑郁障碍的表现有所不同，Lipsey等人的研究发现卒中后抑郁障碍以思维迟缓、精神运动性迟滞多见，原发性抑郁障碍更偏向于悲观绝望、快感缺失、注意力难以集中等。另外，Gainotti等研究发现卒中后抑郁障碍更容易出现灾难性反应、激越和情绪波动。

第二节　流行病学

一、抑郁障碍高发病率和高漏诊率

抑郁障碍被称为精神病界的"感冒"，其发病率之高可见一斑。2019年世界卫生组织（WHO）统计的最新数据显示，全球有超过3.5亿抑郁障碍患者，近10年来患者增幅约为18%。据估计，截至2017年，中国泛抑郁人数超过5400万人。在2019最新的全国精神疾病流行病学调查结果中可以看到，中国12月抑郁障碍患病率为2.1%，心境障碍的终身患病率高达7.4%。2018年崔广伟对赤峰市进行抑郁障碍流行病学调查，结果显示抑郁障碍的加权终生患病率为4.38%，加权12月患病率为1.71%；抑郁障碍12月患病率女性高于男性（2.11%vs.1.23%，$P<0.05$），50~64岁年龄组高于18~34岁年龄组（2.72%vs.0.92%，$P<0.01$），≥65岁年龄组高于18~34岁年龄组（2.65%vs.0.92%，$P<0.05$）；抑郁障碍首发年龄中位数为40；抑郁障碍患者求助精神科医生的比例仅为2.4%。根据世界卫生组织（WHO）于2017年发布的《抑郁障碍及其他常见精神障碍》（Depression and Other Common Mental Disorders）报告，抑郁障碍的全球平均发病率在4.4%左右，中国大概是4.3%。由此可见，抑郁障碍在全球范围内都是一种高发病率的疾病，且存在终身患病倾向，女性发病率高于男性。

而与此对立的是，抑郁障碍的漏诊率极高，由于抑郁障碍患者时常以躯体化疾病就诊，导致抑郁障碍的检出率明显偏低。2010年国内1项对综合性医院736例抑郁障碍患者的分析发现，以躯体症状为主诉者有723例（98.2%），其中524例（81.6%）被误诊或漏诊，而69%的抑郁障碍患者以躯体症状为唯一主诉，11%的患者否认有抑郁障碍的心理症状，由此产生较大概率上的误诊漏诊，延误治疗，并导致该病进一步恶化，甚至由于躯体化症状无法及时得到改善而加重抑郁障碍患者的恶劣心境，甚至导致自杀。

二、抑郁障碍的性别人口特点

在2019年的全国精神疾病流行病学调查中，女性抑郁障碍的发病率明显高于男性，18~34岁这一年龄组发病率最高。国内的孕产期女性抑郁障碍发病率高达34%，产后约有17.1%。2018年美国妇产科医师学会（ACOG）围产期抑郁筛查指南指出在美国约9%的孕妇及10%的产妇符合抑郁障碍的诊断，大概与激素分泌、婚姻关系、家庭支持以及精神病家族史相关。

三、抑郁障碍的社会危害

抑郁障碍会使人心情恶劣，思维迟缓，意志力下降，会明显降低患者的工作能力，使生产力下降。另外，WHO认为2030年抑郁障碍将会是世界第一大疾病负担，不仅是抑郁障碍的高发病率，其病程长、病情反复的特点均会严重增加家庭和社会的负担。中国抑郁障碍患病率为4.2%，相关伤残损失健康生命年

（YLD）为8981401人年，占总YLD的7.3%。我国抑郁障碍的自杀率为22.2人/10万，女性自杀多于男性，农村高于城市。超过46%的自杀身亡者死时都患有精神疾病，最常见的则是抑郁障碍。有调查发现，全球的神经精神疾病负担中抑郁障碍发病率及自杀率分别为17.3%、15.9%，高居榜首；抑郁障碍占伤残调整生命年（DALY）的4.2%，抑郁障碍和自杀共占5.9%，提示抑郁障碍、自杀、自伤是精神障碍中导致疾病负担损失最大的问题，应予以重视。抑郁障碍具有高发病、高复发、高致残的特点，每年针对抑郁患者治疗康复的费用占用了大量国民经济，值得全球人民一起寻求最合适的应对方法。

更重要的是，抑郁障碍患者的社会功能损害严重，表现为工作能力不足、亲密关系维护差、躯体化症状、自我贬低等，对婚姻家庭和亲子关系也带来巨大不利影响。

第二章

中医对抑郁障碍的认识

第一节 定义及历史沿革

　　中医学很早就注意到了抑郁障碍的存在，相关病名出现在历代医籍中，如郁病、百合病、脏躁、癫症等都有抑郁症状的特征。中医内科学中将郁病定义为因气机郁滞，脏腑功能失调而以心情抑郁，情绪不宁，胸闷胁胀，或易怒喜哭，或咽中有异物感等症状为主要临床表现的一类病症。脏躁、梅核气也纳入本病范畴。郁病有广义、狭义之分：广义的郁病，为因外邪、情志等因素导致气、血、痰、食、火、湿等病理产物的滞塞和郁结；狭义的单指以情志不舒为病因的郁病。这里我们只讨论狭义的郁病。

　　《内经》中就有了关于"郁"的论述，例如《灵枢·本神》篇中写道："忧愁者，气闭塞而不行，""人或恚怒，气逆上而不下，即伤肝也。"讲述了情志致病的病因病机。《素问·六元正纪大论》篇提出："郁之甚者，治之奈何？""木郁达之，火郁发之，土郁夺之，金郁泄之，水郁折之。"对"郁"的治疗方法提出纲领性的建议。《楚辞·九章》中载："心郁悒余侘傺兮。"描述了郁病的相关症状。汉代张仲景的《金匮要略》中记载了属于郁病的梅核气、百合病、妇人脏躁等3种病症，并详细描述了症状表现，与现在抑郁障碍的症状表现接近，并且提出了治疗方法。金元时期，朱丹溪提出"人身诸病，多生于郁"的观点，在《丹溪心法·六郁》中将气、血、痰、火、食、湿皆能致郁，并且以气郁为主进行详细论述，创立了六郁丸和越鞠丸。明代之后的医家，对郁病有了更深的认识，郁病之名最先出现在明代虞抟撰写的《医学正传·郁证》。张景岳在

《景岳全书·郁证》提出的忧郁病，与西医学中的抑郁障碍完全一致，论述了怒郁、思郁、忧郁的证治。到了清代，叶天士《临证指南医案·郁》中记载大量情志疾病的医案，对各类抑郁提出治法，并且强调精神治疗的重要作用，对后世有较高的指导价值。

第二节　病因病机

一、从脏腑角度看抑郁障碍的病因病机

郁病多因忧思、郁怒等情志不舒，伤及肝、脾、心，致使气血不畅，进而导致湿、痰、热、食相因或相间为病；另外，病久正气虚损，也伤及脾肾，发为本病。

1.愤懑恼怒，肝气郁结　忧思郁虑，恼怒愤懑等情志刺激，均可导致肝失条达，气机不畅，以致肝气郁结，而成气郁，这是郁病的主要病机。

2.忧愁思虑，脾失健运　忧愁思虑过极则伤脾，脾失健运，则消磨谷食和运化水湿的能力受到影响，出现食积，水湿内停，若水湿内聚，则成痰郁。若时日长久，脾气不足，气血生化乏源，则可致心脾两虚。

3.情志过极，心失所养　由于外界刺激，长期情志不遂，忧愁悲哀太过，易导致心气血不足，或心阴亏虚、心火亢盛，均可损伤心神，出现心失所养或心神惑乱等病变。心为君主之官，心的病变也会引起其他脏腑的问题。

4.脏气易郁，为郁内因　郁病的发生，除了与精神刺激的强度和持续时间的长短有关外，亦与机体本身的状况有极为密切的关系。如心胸开阔，心思豁达，承受能力强，则不容易抑郁，而心思敏感，思虑较多，承受能力差，则容易患病。古人将这种情况称为"脏气弱"，是郁病的内因。

二、从经络角度看抑郁障碍的病因病机

经络是运行气血、联系脏腑和体表及全身各部的通道，情志不舒则会引起相应经络瘀滞不通，气血运行受阻，进而引发相关疾病。但是，目前临床大多应用脏腑辨证为指导进行抑郁障碍的针灸治疗，对经络和抑郁障碍关系的研究并不多。但从古籍的梳理与挖掘中不难发现抑郁障碍和经络之间千丝万缕的联系。

1.十二经脉与抑郁障碍的关系

《内经》中论及经脉、脏腑病候的篇章涉及《灵枢·经脉》《灵枢·经筋》《素问·厥论》《素问·缪刺论》《素问·四时刺逆从论》《灵枢·邪气脏腑病形》《灵枢·五邪》《灵枢·胀论》《素问·脏气法时论》《素问·风论》《素问·痹论》《素问·痿论》《灵枢·五阅五使》《灵枢·本神》《灵枢·本脏》《素问·气交变大论》《灵枢·口问》《素问·评热病论》《素问·调逆论》《素问·大奇论》《灵枢·五乱》等，对以上各篇中与情志相关的病候进行挖掘和整理，发现以下9条经脉在疾病状态下均存在情志病候。

（1）手太阴肺经：癫、心烦。

（2）足太阴脾经：心烦、不乐。

（3）手少阴心经：狂笑、笑不休、喜悲、眩仆、心烦、善恐、谵妄、不欲言。

（4）足少阴肾经：善恐、心惕惕如人将捕之、不乐、烦躁。

（5）手厥阴心包经：喜笑不休、心烦。

（6）足厥阴肝经：善怒、善恐、心烦愤懑。

（7）足阳明胃经：恶人与火、闻木声则惕然而惊、喜独处、善惊、狂躁。

（8）足太阳膀胱经：狂、癫。

（9）足少阳胆经：惊恐。

抑郁障碍除明显的情志症状外还伴随多种多样的躯体症状，因情志症状具有较强的相似性，不利于指导临床辨证归经，故丰富的躯体症状就成为我们辨证的重要参考。将十二经脉症候群与临床搜集到的抑郁障碍躯体症状进行关联分析后发现，抑郁障碍躯体症状与多条经脉均存在高度关联，关联程度从高到低分别是足少阴肾经、手少阴心经（含手厥阴心包经）、足太阴脾经、足阳明胃经、手太阴肺经、足厥阴肝经、足太阳膀胱经等。各经与抑郁障碍躯体症状相关的核心症状群分别如下。

（1）足少阴肾经：消瘦、疲乏、纳差、口干、心胸不适、恶风畏寒。

（2）手少阴心经（含手厥阴心包经）：失眠、口干、心胸不适、头疾、喜叹息、悲忧欲哭。

（3）足太阴脾经：失眠、疲乏、纳差、呕逆、恶风畏寒、汗出增加。

（4）足阳明胃经：失眠、疲乏、心胸不适。

（5）手太阴肺经：肺胸不适、疲乏、口干、恶风畏寒。

（6）足厥阴肝经：失眠、胸闷、口苦、眼部不适、胃肠不适、恶风畏寒、汗出增加。

（7）足太阳膀胱经：头痛、疲乏。

抑郁障碍躯体症状群呈现出以五脏所主经脉为主的特征，另在足阳明胃经及足太阳膀胱经上也有表现。由此反观十二经脉及其对应脏腑的病候可以发现，《内经》中，六阴经、足三阳经除丰富的躯体病候外皆有情志病候的相关描述，而手三阳经及其相应的脏腑均无关于情志病候的记载，这从症状学角度提示我们此病具有明显形神一体、心身共病的特点。我们临床面对抑郁障碍患者时就可以从经脉病候入手定位其所患病的经脉，进行针对性治疗。

2. 十五络脉与抑郁障碍的关系

在《灵枢·经脉》中，十五络脉也有相应病候，对十二经脉病候进行了补充。在十五络脉的病候里，和情志相关的有4条。

（1）手少阴之别，名曰通里。去腕一寸半，别而上行，循经入于心中，系舌本，属目系。其实则支膈，虚则不能言。

（2）手心主之别，名曰内关。去腕二寸，出于两筋之间，别走少阳。循经以上，系于心包，络心系。实则心痛，虚则为头强。

（3）足阳明之别，名曰丰隆。去踝八寸，别走太阴。其别者，循胫骨外廉，上络头项，合诸经之气，下络喉嗌。其病气逆则喉痹瘁暗。实则狂癫，虚则足不收，胫枯。

（4）足少阴之别，名曰大钟。当踝后绕跟，别走太阳。其别者，并经上走于心包，下外贯腰脊。其病气逆则烦闷，实则闭癃，虚则腰痛。

由上可以看出，络穴对情志有一定影响，或可用于治疗。

3. 奇经八脉与抑郁障碍的关系

奇经八脉是经络学说的重要组成部分，在内经时代对奇经八脉的记载并不多，后世的补充才使奇经八脉的病候逐渐完善。

（1）督脉与抑郁障碍的关系：督脉上行于脑，《脉经》中认为督脉为病"大人癫病，小儿痫疾"。《针灸大成》中对督脉腧穴的治疗作用里，大部分都有针对情志治疗的作用，如神道可"主伤寒发热……恍惚，悲愁健忘，惊悸"；陶道可"主痎疟寒热，洒淅脊强，烦满，汗不出，头重，目瞑，瘛疭，恍惚不乐"；百会可"主头风中风……心烦闷，惊悸健忘，忘前失后，心神恍惚，无心力"等，均有抑郁障碍相关的症候表现。《素问·气府论》中载："督脉气所发者二十八穴，项中央二，发际后中八，面中三，大椎以下至尻尾及傍十五穴，至骶下凡二十一节，脊椎法也。"张建斌教授受此启发，将"脊椎法"用于针灸临床。通过探察督脉发现抑郁障碍群体中绝大部分患者均可在督脉脊柱段发现压痛点，并且压痛点的分布存在一定的规律，可用于指导临床治疗。

以脊椎法探查督脉治疗抑郁障碍的临床研究也发现，抑郁障碍患者的督脉上存在不少阳性反应点，督脉压痛点阳性率达到89.9%，提示抑郁障碍与督脉病候之间有明显的关联，关联分析显示：抑郁障碍与脊柱节段、督脉经穴之间存在6条强关联，分别是T_2、T_3（身柱）、T_4、T_5（神道）、T_6（灵台）、T_7（至阳）。

由督脉压痛点与抑郁障碍躯体症状之间的关联分析结果可以看出，该经病候与抑郁障碍躯体症状存在高度关联，如下。

T_2与抑郁障碍躯体症状之间存在1条强关联，为睡眠障碍。

T_3（身柱）与抑郁障碍躯体症状之间存在5条强关联，分别为胃肠道不适、睡眠障碍、感觉异常、疲乏、记忆力反应力减退。

T_4与抑郁障碍躯体症状之间存在6条强关联，分别为头晕头胀、胃肠道不适、睡眠障碍、感觉异常、疲乏、记忆力及反应力减退。

T_5（神道）与抑郁障碍躯体症状之间存在7条强关联，分别为头晕头胀、心胸部不适、胃肠道不适、睡眠障碍、感觉异常、疲乏、记忆力反应力减退。

T_6（灵台）与抑郁障碍躯体症状之间存在7条强关联，分别为头晕头胀、心胸部不适、胃肠道不适、睡眠障碍、感觉异常、疲乏、记忆力反应力减退。

T_8（至阳）与抑郁障碍躯体症状之间存在7条强关联，分别为头晕头胀、心胸部不适、胃肠道不适、睡眠障碍、感觉异常、疲乏、记忆力反应力减退。

综合以上可以得出结论：抑郁障碍与督脉病候之间具有高度的关联性，抑郁障碍的发病及躯体化症状与督脉相应压痛点具有对应关系，这为针灸临床治疗抑郁障碍提供了思路和依据。

（2）阴、阳跷脉与抑郁障碍的关系：《灵枢·脉度》记载"跷脉者，气并相还则为濡目，气不荣则目不合"。可见阴、阳跷脉主司眼睑的开合，而双目的闭合与睁开，主要体现在人的睡眠是否正常上。阴、阳跷脉能够对睡眠进行调节。而睡眠障碍是精神情志病的主要躯体症状之一，也是抑郁障碍人群中最高发的躯体症状。临床可从阴阳跷脉的角度对其进行调治，从打破睡眠障碍入手改善患者躯体不适，为后续的治疗打下良好的开端。

第三节 辨证分型

一、辨证要点

1.辨明受病脏腑与六郁的关系

郁病的发生主要为肝失疏泄，脾失健运，心失所养，应依据临床症状，辨明其受病脏腑之差异。郁病以气郁为主要病变，但在治疗时应明辨六郁，一般说来，气郁、血郁、火郁主要关系于肝；食郁、湿郁、痰郁主要关系于脾；而虚证则与心的关系最为密切。

2.辨别证候虚实

六郁病变，即气郁、血郁、化火、食积、湿滞、痰结，均属实，而心、脾、肝的气血或阴精亏虚则属虚。

二、治疗原则

理气开郁、调畅气机、移情易性是治疗郁病的基本原则。

三、辨证分型

1.肝气郁结

症状：精神抑郁，情绪不宁，胸部满闷，胁肋胀痛，痛无定处，脘闷嗳气，不思饮食，大便不调，苔薄腻，脉弦。

治疗：疏肝解郁，理气畅中。

2.气郁化火

症状：性情急躁易怒，胸胁胀满，口苦而干，或头痛、目赤、耳鸣，或嘈杂吞酸，大便秘结，舌质红，苔黄，脉弦数。

治法：疏肝解郁，清肝泻火。

3.血行郁滞

症状：精神抑郁，性情急躁，头痛，失眠，健忘，或胸胁疼痛，或身体某部有发冷或发热感，舌质紫暗，或有瘀点、瘀斑，脉弦或涩。

治法：活血化瘀，理气解郁。

4.痰气郁结

症状：精神抑郁，胸部闷塞，胁肋胀满，咽中如有物梗塞，吞之不下，咯之不出，苔白腻，脉弦滑。

治法：行气开郁，化痰散结。

5.心神惑乱

症状：精神恍惚，心神不宁，多疑易惊，悲忧善哭，喜怒无常，或时时欠伸，或手舞足蹈，骂詈喊叫，舌质淡，脉弦。

治法：甘润缓急，养心安神。

6.心脾两虚

症状：多思善疑，头晕神疲，心悸胆怯，失眠，健忘，纳差，面色不华，舌质淡，苔薄白，脉细。

治法：健脾养心，补益气血。

7.心阴亏虚

症状：情绪不宁，心悸，健忘，失眠，多梦，五心烦热，盗汗，口咽干燥，舌红少津，脉细数。

治法：滋阴养血，补心安神。

8.肝阴亏虚

症状：情绪不宁，急躁易怒，眩晕，耳鸣，目干畏光，视物不明，或头痛且胀，面红目赤，舌干红，脉弦细或数。

治法：滋养阴精，补益肝肾。

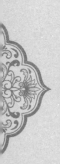

第三章
西医学对抑郁障碍的认识

第一节　发病机制

目前，抑郁障碍的发病机制并不清晰，但是与社会心理、遗传、神经生物学等因素均有密切关系。

一、社会心理因素

研究发现，抑郁障碍的发生与负性生活事件、不成熟的防御方式、社会支持系统缺乏有显著相关。负性生活事件往往通过认知评价系统引起悲伤、抑郁、孤独等负性情感体验，导致身体一系列的生理、生化和免疫系统改变，过多或长期使用不成熟的防御方式，容易产生躯体不适，以及意志消沉、焦虑、抑郁等症状及神经症样症状。社会支持的系统缺乏，会让自信心减低，容易陷入自我怀疑、贬低、沮丧的情绪中，导致生理发生变化，引起抑郁。

二、遗传学因素

抑郁障碍的发生与遗传密切相关，家系研究发现亲属同病率远高于一般人群。血缘关系越近发病一致率越高，父母、兄弟、子女发病一致率为12%~24%，堂兄弟姐妹为2.5%。双生子研究发现双卵双生的发病一致率为12%~38%，单卵双生为69%~95%；寄养子研究发现患者的亲生父母患病率为31%，养父母仅为12%，提示遗传因素起重要作用。针对抑郁障碍患者基因的全基因组关联分析显示，多个单核苷酸多态性（SNPs）与抑郁障碍高度相关，揭示了抑郁障碍遗传因素的一小部分机制。

另有研究发现GR基因、NMDAR基因、AMPAR基因、5-HT1A受体基因、阿片受体基因和多巴胺受体基因等与抑郁障碍发病密切相关。故临床中对抑郁障碍患者的问诊应关注家族遗传史的询问。

三、神经生物学假说

1.单胺类递质假说

假说认为，大脑中5-HT及NE不足是抑郁障碍发病的主要原因。抑郁障碍能够被MAO抑制剂以及5-HT或NE再摄取抑制剂所缓解的事实为单胺类递质假说提供了强有力的支持。

2.受体假说

受体假说认为5-HT受体功能的失衡是引起抑郁障碍的因素之一，除此之外，突触前5-HT受体功能的异常亦是常见因素，肾上腺素受体假说认为，肾上腺素受体当中α1受体、α2受体、β1受体及β2受体与抑郁障碍的发病最为密切，α2受体拮抗剂能够通过增强NE、DA再摄取抑制剂的作用，提高患者机体内NE的浓度，达到缓解患者症状的目的。DA受体假说认为，在DA受体的D1、D2、D3、D4、D5这5种亚型中，D2及D3亚型受体功能与表达的下调与抑郁障碍的发生发展密切相关。临床上通过提高D2及D3受体的活性并增加其密度，能够起到上调D2、D3表达及DA释放的效果。

3.神经内分泌假说

神经内分泌假说认为内分泌的失常会导致抑郁障碍的产生，尤其是下丘脑-垂体-肾上腺轴（HPA）、下丘脑-垂体-甲状腺轴（HPT）均与抑郁障碍有相关联系，并且若甲状腺激素释放激素反应迟钝则会产生重度抑郁。

4.炎症假说

该假说认为：①炎症反应产生的氧化应激、一氧化氮（NO）应激，可诱发细胞凋亡，使脑组织萎缩；②细胞因子、脂多糖（LPS）可诱导吲哚胺2,3-双加氧酶（IDD）的生成，降低血浆中色氨酸水平，进而导致5-HT合成减少；③炎症因子可升高糖皮质激素水平，减少神经元再生，也可直接损伤神经元，减少神经营养因子的释放，从而导致前额皮质、海马及杏仁核等脑区损伤，最终导致抑郁障碍的发生。

5.神经可塑性改变假说

该假说认为神经可塑性障碍与抑郁障碍的发生息息相关。尤其是中枢神经系统中小胶质细胞对神经可塑性产生影响，能够进一步引起抑郁障碍发生发展。小胶质细胞过度活化诱发抑郁障碍的主要途径有：①小胶质细胞分泌促炎因子，引发炎症反应，释放蛋白水解酶，合成前列腺素以及引发次级细胞因子的合成和分泌，产生细胞毒性；②海马区小胶质细胞过度活化抑制神经再生，阻止神经修复；③小胶质细胞过度活化导致IDO功能加强，降低5-HT水平，同时引起具有神经毒性的产物蓄积。大脑中小胶质细胞的低表达和高表达，都会造成中枢神经系统稳态失衡，引发抑郁障碍。

6.微生物-肠-脑轴假说

该假说认为肠道微生物的紊乱会引发机体免疫功能失调，引发炎症因子释放。另外肠道菌群失调也会使代谢产物和神经递质水平发生改变，导致抑郁障碍。另有研究表明肠道菌群能够调控HPA，HPA是神经内分泌的应激反应体系，对心境障碍有重要的调节作用。

7.神经营养因子假说

该假说认为由于血浆纤溶酶原激活抑制剂-1（PAI-1）抑制组织型纤溶酶原激活剂（tPA）的表达，使tPA表达下降，导致脑源性神经营养因子前体（proBDNF）向成熟脑源性神经营养因子（mBDNF）的转化减少，导致mBDNF和BDNF的表达水平下降，继而发生抑郁。

第二节 治　疗

一、药物治疗

1.药物选择

药物治疗是中、重度抑郁障碍发作的主要治疗措施。目前临床上一线抗抑郁药主要包括选择性5-HT再摄取抑制剂（SSRIs），代表药物有氟西汀、帕罗西汀、舍曲林、氟伏沙明、西酞普兰和艾司西酞普兰；5-HT和NE再摄取抑制剂（SNRIs），代表药物有文拉法辛和度洛西汀；NE和特异性5-HT能抗抑郁药（NaSSAs），代表药物为米氮平。传统的杂环类抗抑郁药（TCAs）和单胺氧化酶抑制剂（MAOIS）由于不良反应较大，应用明显减少。

2.药物的治疗原则

抗抑郁药是当前治疗各种抑郁障碍的主要手段，能有效解除抑郁心境及伴随的焦虑、紧张和躯体症状，有效率约为60%~80%。

依据抑郁障碍的基本知识和多年的临床实践，抗抑郁药的治疗原则如下。

（1）诊断要确切。

（2）全面考虑患者症状特点、年龄、躯体状况、药物的耐受性、有无合并症，因人而异的个体化合理用药。

（3）剂量逐步递增，尽可能采用最小有效量，使不良反应减至最少，以提高服药依从性。

（4）小剂量治疗疗效不佳时，根据不良反应和耐受情况，增至足量（有效药物上限）和足够长的疗程（>4~6周）。

（5）如仍无效，可考虑换药，换用同类另一种药物或作用机制不同的另一类药。应注意氟西汀需停药5周才能换用MAOIs，其他SSRIs需停药2周。MAOIs停用2周后才能换用SSRIs。

（6）尽可能单一用药，应足量、足疗程治疗。当换药治疗无效时，可考虑两种作用机制不同的抗抑郁药联合使用。一般不主张联用两种以上抗抑郁药。

（7）治疗前向患者及家人阐明药物性质、作用和可能发生的不良反应及对策，争取他们的主动配合，能遵医嘱按时按量服药。

（8）治疗期间密切观察病情变化和不良反应并及时处理。

（9）根据心理–社会–生物医学模式，心理应激因素在本病发生发展中起到重要作用，因此，在药物治疗基础上辅以心理治疗，有望取得更佳效果。

（10）积极治疗与抑郁共病的其他躯体疾病、物质依赖、焦虑障碍等。

（11）根据国外抑郁障碍药物治疗规则，一般推荐SSRIs、SNRIs、NaSSAs作为一线药物。据我国目前临床用药情况，TCAs如阿米替林、氯米帕明、麦普替林等在不少地区仍作为治疗抑郁障碍的首选药物。

二、心理治疗

对轻度的抑郁障碍患者，选择单一心理治疗时，建议采纳下述一般原则：①心理治疗的目标应注重当前问题，以消除当前症状为主要目的；②在制定治疗计划时，不以改变和重塑人格作为首选目标；③一般应该限时治疗；④如果患者治疗效果不完全，对症状的进一步评估也有助于计划下一步治疗措施；

⑤如果治疗6周抑郁症状无改善或治疗12周症状缓解不彻底，则需考虑重新评价和换用或联用药物治疗。

对有明显心理社会因素的抑郁发作患者，在药物治疗的同时常需合并心理治疗。常用的心理治疗方法包括：支持性心理治疗、认知行为治疗、人际治疗、婚姻和家庭治疗、精神动力学治疗等，其中认知行为治疗对抑郁发作的疗效已经得到公认。

三、其他治疗

近年来使用重复经颅磁刺激（rTMS）治疗抑郁障碍，主要适用于轻中度的抑郁发作。另外，也有音乐治疗、脑电治疗、迷走神经电刺激的研究，亦证实对抑郁障碍具有改善作用。

四、预后

抑郁障碍复发率高达75%~80%，发作3次则需长期治疗，甚至终身服药。

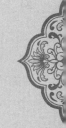

第一节　治疗抑郁障碍的古代经验

一、《内经》治疗抑郁障碍的思路和特点

1.基于"形神一体观"的抑郁障碍诊疗思路

《内经》中尚无郁病的专篇专论，且其中对郁病相关症状的针刺文献记载数量少而零散，但从《内经》对生命的基本认识上来看，我们可以发现，对本病的诊疗是关乎于"形"与"神"，二者缺一不可的。

《内经》认为"形神一体"是生命得以存在的前提与保证，形为神的藏舍之处，神则为形的生命体观。形之强弱直接决定神的盛衰，反之，神的状况亦影响躯体五脏的健康状态。抑郁障碍是一类形神俱损的疾病，其形之损害可责之神的郁滞或不足，神之抑郁不畅、心境不舒责其形体受损，其中就包括阴阳、气血、津液亏损及脏腑功能失调。故"形神一体"在抑郁障碍的病因病机认识及临床治疗中占有重要地位。

《内经》指出，"人有五脏，化五气，以生喜怒悲忧恐"。认为人的各种情感都是基于五脏固有生理功能的正常情感体验，而五志过极、情绪失稳则可反过来直接影响脏腑的正常生理功能，从而致病。在《素问·阴阳应象大论》中明确地提出情志与脏腑的隶属关系："肺在志为忧，肝在志为怒，心在志为喜，脾在志为思，肾在志为恐。"另外，《素问·举痛论》曰："余知百病生于气也，怒则气上，喜则气缓，悲则气消，恐则气下……惊则气乱……思则气结。"这便直接指出情志致病与五脏的关系是通过"气"建立起来的，提示治疗过程中可以通过"调气"来"调五脏"以"治神"，亦可通过情志疗法改变气血运行情况以调理脏腑功能，这是《内经》治疗本病的基本治疗思路。

基于"形神一体观"指导思想所展开的郁病相关治疗基本是围绕"形神共养"而展开。一方面形体是精神的住宅，是神志的物质源头，只有完整的形体，才能够保证精神活动正常、有序地进行，正如《素问·上古天真论》云"形体不敝，精神不散"；另一方面精神情志主宰着人的形体，统领着人体的生命活动，只有精神情志的调畅，才能够保证脏腑功能活动的正常进行，维持"阴平阳秘"的动态平衡。形神一体观实质上就是强调人的生理和心理两大系统的统一。临床可通过药物、针刺、艾灸、导引抑或情志疗法、五音疗法等不同手段调形养神，达到形神兼顾之目的。

2. 从阳论治抑郁障碍

《内经》十分重视阳气在生命活动中的重要作用，并认为郁病的基本病机可责之为阳气不振或郁滞，使得患者体内阴气相对偏盛。《灵枢·行针》指出："多阳者多喜，多阴者多怒。"说明阳气盛则兴奋而多喜，阴气盛则抑郁而恼怒。《素问·生气通天论》云："阳气者，若天与日，失其所则折寿而不彰。"强调人以阳气为本。阳气的推动和温煦作用是生命活动的动力，气血的周流、肢体的运动、精神的爽慧等，都依赖于阳气的作用，阴阳平衡则精神正常、情绪平和，并进一步指出"阴平阳秘，精神乃治"。也就是说，阴阳失衡可导致精神情志异常。《素问·宣明五气》云："阳入之阴则静，阴出之阳则怒。"阳气充盛则性喜而好动，阳气不足则神疲寡欢，情绪低落。抑郁障碍有三大主要症状，情绪低落、思维迟缓和运动抑制。《素问·生气通天论》认为"阳气者，精则养神，柔则养筋"。阴主静，阳主动。若阳气不足，或郁而不行，则神失温养振奋，可见精神抑郁不乐，忧愁伤感，甚至悲观绝望；或见思维迟钝，思考问题困难；或见身形倦怠，不爱活动等。

另外，《素问·生气通天论》指出："凡阴阳之要，阳密乃固。"也就是说阴阳的关键，在于阳气致密而护固于外，阴精才能固守于内。阳气充实则精神爽利，思维敏捷，形体功能协调灵敏。若阳气不循其道，则昼不精，夜不暝，阳气当长不长，当消不消，阴阳消长失衡。抑郁障碍患者阳气不足除外情志不舒，更兼见各种躯体不适。如肝之阳气不足，表现为疲劳慵懒，神色失荣；心之阳气不足，失于温煦、鼓动无力则神疲乏力，少气懒言；肾之阳气不足，则形寒肢冷、身重不舒；脾之阳气不足，则精力减退，形体消瘦，肢体倦怠，食欲不振；肺之阳气不足，则声低吸微，胸闷气短。

《内经》还认为阳气不足是抑郁障碍患者特有的体质基础。《内经》根据阴阳之气禀赋的多少和心理惰性的不同，将人群体质分为太阴、少阴、太阳、少阳、阴阳和平5种不同的类型。一般认为太阴型相当于抑郁质（弱型），少阴型相当于黏液质（安静型），太阳型相当于胆汁质（兴奋型），少阳型相当于多血质（活泼型）。其中抑郁质和黏液质两种气质类型易于发生抑郁障碍。《灵枢·通天》认为："太阴之人，多阴无阳，""贪而不仁，下齐湛湛，好内而恶出，心和而不发，不务于时，动而后之。"太阴之人因阴气盛而性情内向，面色阴沉，喜怒不形于色，精神易于抑郁。"少阴之人，多阴少阳"，"小贪而贼心，见人有亡，常若有得，好伤好害，见人有荣，乃反愠怒，心疾而无恩"。少阴之人阴气多阳气少，故心胸狭窄，心怀嫉妒，常常忧愁悲伤，郁郁不欢。体质不同，对情志等刺激的耐受力也有一定的差异，素体阳气不足、阴气偏盛的人更容易发生抑郁，表现为精神抑郁而不振奋，脑神呆钝而不机敏，形体懒惰而不喜运动。抑郁障碍发病的体质特征也证明了本病与阳气的盛衰关系密切。

在《内经》"重阳思想"的指导下，我们可以进一步发现，阳气功能失常的病机可具体分为阳气虚衰或阳气宣通不畅，相应的治疗则以温补阳气和透解阳郁为主。

阳气虚衰者宜用温补。阳气虚衰者，其神气身形失于温养，则精神不振，情绪低迷，嗜卧少动，懒言少语；脾肾阳虚则见便溏、阳痿、带下等；舌脉均为阳虚或兼寒湿之象。此型多见于老年期抑郁障碍，或抑郁障碍重症患者，亦见于季节性抑郁障碍，尤其是冬季阴寒盛极、日照不足时容易发病。温补阳气，则元神得养而无抑郁之弊。肾阳为根，脾阳为继，治疗以温补命门肾阳为主，方用右归饮加减。阳虚火衰的抑郁障碍，甚者可因阳气衰微，神气失养，而见神情衰倦，但欲寐；阳衰寒盛，无力鼓动血脉，可见四肢不温，脉微细。可以四逆汤温养阳气。李可先生曾强调，用四逆汤治疗抑郁障碍效果良好，可以逐日增加附子用量，到一定程度，患者往往汗出而病愈。此论不失为经验之谈。

阳气郁滞者宜宣通。导致阳气郁滞的原因很多，如外邪束表、卫阳被郁，或经气不利、阳气郁遏等。首先外邪束表，肺气不利可致阳郁。《素问·风论》曰："故风者，百病之长也……肝风之状，多汗恶风，善悲，色微苍，嗌干善怒，时憎女子。"《灵枢·厥病》亦曰："风痹淫泺……烦心头痛，时呕时悗，眩已汗出，久则目眩，悲以喜恐，短气不乐，不出三年死也。"可见外邪可以导致善悲、不乐等抑郁症状。究其原因，由于外邪侵袭，郁遏卫阳，使肺气不利，而肺主一身之气，与肝共同调节一身之气的升降运行，故肺失宣降可以导致抑郁障碍。结合《素问·至真要大论》之"诸气膹郁，皆属于肺"的病机论述，通过发散外邪，宣通卫气，可以治疗抑郁障碍，亦《素问·本病论》所谓"火郁发之"。现代临床研究亦证实以麻黄等宣肺通阳之品透达外邪，宣通肺气，可以开启郁闭，对于情志不舒、气机郁结，不能宣泄导致的郁证疗效显著。其次，阳气郁遏，枢机不利可致阳郁。《素问·至真要大论》强调"诸禁鼓栗，如丧神守，皆属于火"。说明少言寡语、神不守舍等抑郁症状，可由阳郁不伸，热伤心神导致。治疗应透解阳郁，疏达气机。《灵枢·根结》云："太阴为开，厥阴为合……合折，即气绝而喜悲。"《素问·刺腰痛》云："阳明令人腰痛，不可以顾，顾如有见者，善悲。"《素问·刺疟》云："足太阴之疟，令人不乐，好太息，不嗜食。"提示六经经气不利，开合枢转失常，是抑郁的重要成因。《伤寒论》发展了六经理论，用小柴胡汤和解少阳，调理少阳枢机，是调节阳气运行的主要方法，治疗"胸胁苦满，默默不欲饮食，心烦喜呕"；栀子豉汤清宣胸膈郁热，治疗"反覆颠倒，心中懊恼"。后世用四逆散透解阳郁，疏肝理脾，治疗因外邪传经入里、气机郁遏、疏泄不得，阳气内郁、不能透达所致的抑郁诸症；以柴胡桂枝汤调和营卫气血，和解表里，疏肝利胆，治疗失眠抑郁；以柴胡加龙骨牡蛎汤和解清热，镇惊安神，治疗情绪低落、极度抑郁恐惧者等。上述种种用法，总以疏达阳气为主，体现了《内经》阳郁不达而致抑郁的病机特点。

综上，"重阳思想"是《内经》重要的学术观点之一，从阳气的角度阐发抑郁障碍发病的基本病机、体质基础，并以温补阳气和透解阳郁的方法来治疗本病，这对丰富和完善抑郁障碍辨证论治的理论体系，制定合理的治疗原则和方法，具有重要的理论意义和实践价值。

二、《伤寒杂病论》治疗抑郁障碍的思路和特点

《伤寒杂病论》经王叔和等人整理、校勘，分编为《伤寒论》和《金匮要略》两部分。《伤寒论》原文共有398条，其中情志为病因或主症之一的原文有113条，超过总条文数的四分之一，六经辨证中各经原文均有涉及情志病症。对于情志病的发生及其病机，《金匮要略》相关篇章均有述及，虽然并没有设立

专篇来讨论抑郁障碍，但在治疗抑郁障碍方面留下了宝贵的财富。其所记载的"心烦不得眠""默默不欲饮食""其人如狂""恍惚""惕而不安"以及百合病、脏躁、奔豚等与抑郁障碍相关的论述，散见于《伤寒论》《金匮要略》的多个篇章之中，为中医治疗抑郁障碍提供了理论支持，开拓了辨治思路，以辨证论治为核心内容，对上述抑郁障碍相关的疾病均有大量阐述，且理、法、方、药俱全。

仲景提倡"观其脉证，知犯何逆，随证治之"，在抑郁障碍相关病证的诊疗中也是如此，以下谨从"不得眠""百合病"及"脏躁"论述仲景对于此类病证的认识与治疗。

1. 不得眠

失眠是抑郁障碍的主要症状之一，也是令患者较为痛苦的症状之一。《伤寒杂病论》中尚未明确提及"失眠"这一称谓，往往以"不得眠""不得卧""卧起不安"等描述之。其中，《伤寒论》中提到的和失眠有关的称谓中"卧起不安"有2处，"不得卧"有5处，"不得眠"有7处，《金匮要略》中和失眠有关的称谓中"卧起不安"有1处，"不得卧"有2处，"不得眠"有2处，"不得眠"有1处。《伤寒杂病论》中涉及该病候的治法方药较为全面，有虚烦之干姜附子汤、实热之栀子豉汤、阴虚火旺之黄连阿胶汤、阴虚有热之猪苓汤、心神失养之酸枣仁汤。临证之时，谨守病机，随证治之，往往疗效颇佳。

2. 百合病

百合病见于《金匮要略》，其相关的论述有9条。对其病因病机，《百合狐惑阴阳毒病脉证治第三》开篇便指出："百合病者，百脉一宗，悉致其病也。"即是说人体全身之血脉同出一源，也就是心和肺，前者主血脉，后者朝百脉，若此两者有热，则百脉皆受累。百合病的症状包括两个方面。其一为精神症状，"常默默"，即精神恍惚，沉默喜静，寡言少语；"意欲食复不能食""欲饮食，或有美时，或有不用闻食臭时"，即饮食不正常，时而有食欲，时而没有食欲；"欲卧不能卧"为睡眠出现障碍；"欲行不能行"为行为失调；"如寒无寒，如热无热"为感觉失常。其二为阴虚内热证的相关表现，即口苦，小便赤，脉微数。由此可知，本病出现情志异常，主要是由肺阴液耗损而渐生内热，虚热扰神所致诸症百出。在治法治则上，仲景顾护正气，注重平衡阴阳，如其所言"见于阴者，以阳法救之；见于阳者，以阴法救之"。在方药上，有内服之方与外洗之剂，共有7个处方。其中，百合地黄汤为正治之主方，以百合清心安神、润肺益气，大量生地黄汁凉血滋肾，用泉水下热气，并嘱中病不可再服。并非所有的百合病都能得到正治，尚可能存在误汗、误下、误吐的治法，如此本为阴虚之体，则阴液更伤，虚热更加严重。百合病误汗后，使肺之阴液损伤更为严重，则可予百合知母汤润养心肺；其误下者，当予滑石代赭汤以清热降逆；误吐者，当予百合鸡子黄汤育阴清肺；变成渴者，可用百合洗方通肺气；渴仍不解者，用瓜蒌牡蛎散以清热养阴；发热者，用百合滑石散养阴利尿，使邪热从小便而解。

现代所述抑郁障碍的精神心理症状，与百合病中的描述"意欲食复不能食，常默然，欲卧不能卧，欲行不能行"有契合之处。后世医家也多从此篇受到启发从心肺阴虚内热的角度来论治抑郁障碍。盖心主神明也，心脉得养则神抒气健。"所谓任物者，谓之心也"，心气充足，则可任物，即是提高对情志刺激的抵抗能力。

3.脏躁

脏躁病名首先见于《金匮要略》，载于《妇人杂病脉证并治第二十二》，对于脏躁的发病人群及症状特点，该篇描述为"妇人脏躁，喜悲伤欲哭，象如神灵所作，数欠伸"，指出妇人为其主要的发病人群，症状主要表现为无故悲伤欲哭。目前对此病的病因病机认识较为统一。观点为情志不舒或思虑太过，以致肝郁，日久化火，耗液伤阴，以致心脾两虚。脏躁之脏，多数医者认为是泛指五脏。此病又在妇人专篇论述，与男子有别，应该指子脏，即胞宫，今之许多行子宫切除术的女性易患有抑郁障碍亦可以佐证此观点。关于脏躁之躁，可理解为子脏不安，脏躁发生之时多为子脏不安之时。从西医学角度来看，妇人月经期、妊娠期、产后期、更年期为抑郁障碍高发时期，无一不与子宫（生殖系统）的相关生理变化有密切关系，与脏躁相类。在辨治妇人抑郁障碍之时，张仲景拟甘麦大枣汤为基础处方，本方为甘缓平和之剂，三味药均味甘，从脾入手，甘能缓，调气机，和阴阳，从而使悲伤、善欠等诸症平复。

仲景方辨治抑郁障碍具有坚实的理论基础，方剂、药物的使用遵循了方证相应、药证相应的原则，为后世治疗本病提供了更广阔的思路和方法。现代中医学者对加味甘麦大枣汤、百合地黄汤、柴胡类方、半夏厚朴汤、酸枣仁汤、四逆散等方剂进行临床研究，或合用针灸，或合用他方，亦有联合西药等，不断证实了仲景方在抑郁障碍上的切实疗效。

三、朱丹溪治疗抑郁障碍的思路和特点

朱丹溪为金元四大家之一，其创立的"丹溪学派"对中医理论发展影响深远，在杂病的治疗上造诣深厚，尤其在郁证的诊疗上有开创性的贡献。在中国医学史上朱丹溪率先将郁证作专篇论述，创立"六郁学说"，把郁证病因病机归纳为气、湿、热、痰、血、食6个方面，并以"越鞠丸"一方解诸郁，被历代医家推崇，沿用至今。

朱丹溪认为"气血冲和，万病不生，一有怫郁，诸病生焉，故人身诸病多生于郁"，创立气、湿、热、痰、血、食"六郁"之说，并提出相应的治疗药物。丹溪《金匮钩玄·六郁》云："气郁，香附子、苍术、川芎；湿郁，苍术、川芎、白芷；痰郁，海石、香附、南星、栝蒌；热郁，青黛、香附、苍术、川芎、栀子；血郁，桃仁、红花、青黛、川芎、香附；食郁，苍术、香附、针砂（醋炒）、山楂、神曲（炒）。春加芎，夏加苦参，秋冬加吴茱萸。"从上述药物的应用中可看出丹溪对郁证的治疗以苍术、川芎、香附为核心，注重对气血的调节。

另外，他开创性地提出"凡郁皆在中焦"，认为中焦脾胃最易受郁所困。五脏之中，脾居中间，心肺在上，肝肾在下，六淫、七情、劳役妄动，常导致脏气不和，而有虚实克胜之变。而中气之病常先于四脏，一有不平，中气不和而先郁，加之饮食失节，积于脾胃，更加重中焦之郁滞，故以中焦致郁者多。中焦郁滞则必然脏腑气机升降失常，故朱丹溪临床论治主张升降气机，调和脾胃，而非一味用行气之药开发郁结，强调升降中焦之气，使脾胃调和，调气机以助运化，以达祛邪解郁之效。根据"六郁学说"，朱丹溪创立了越鞠丸，方由香附、苍术、川芎、神曲、栀子5药组成，该方以香附为君，缘因"六郁以气为先"，香附解诸气之怫郁，调理气机。香附理气郁，苍术开湿郁，川芎调血郁，栀子治火郁，神曲疗食郁。该方重在调中焦而升降气机，其中苍术为足太阴脾经药，气味辛烈，健运脾胃，通行敛涩；香附为阴中行气之药，下气最速，两药相配，"一升一降，故散郁而平"（《医方集解》）；川芎味辛性温，为血中气药，上行头目，下行血海，为通阴阳血气之使，开中焦之郁。

朱丹溪认为，郁证为诸病之肇端，气郁为诸郁之首因。例如气郁可导致其他诸郁，其他诸郁病久又能化热化火，而致火郁。所以诸郁是不可割裂分离的。同时，朱丹溪尤其重视情志心理因素在致病中的作用。他认为生活中的各种因

素，如发生的重大事件等常可通过影响人的情绪状态而使人患病。所以，在临证治疗过程中，朱丹溪并不是见"郁"便用开郁之方，对于所言之"七情症"，即由于明显的情志刺激、五志过激而致的以精神症状为主之郁证，根据辨证所得灵活变通，随证制宜，采用心理疗法和药物疗法等相结合的方法治疗，治法奇妙，药治心治并举别具一格。

四、张景岳治疗抑郁障碍的思路和特点

张景岳是明代杰出的医家，温补学派的创始者，在郁证的诊疗上也有突出贡献。张氏所著《景岳全书》是古代中医著作中最早从技术上把抑郁障碍定义为详细的临床类别，并将其从概念上发展为独立疾病类别的医籍。该书列有"郁证"专篇，在大量引述经旨和前贤议论的基础上，分别从"论内经五郁之治""论脉""论情志三郁证治"和"论诸郁滞治法"等不同篇章，提纲挈领，有条不紊地系统阐述郁证，为后世论治本病奠定了基础。其主要贡献主要有如下几方面。

1.对郁证进行病因学分类，区分"因病而郁"和"因郁而病"

在明代之前，郁证多以《内经》之"五郁"及朱丹溪之"六郁"为主流思想，而鲜有情志之郁的专门论述。张景岳在郁证分类上首开先河，他将情志之郁和五行之郁相区分，使得抑郁在病因分类上有了更为明确的中医归属。现代观点认为抑郁障碍的发病有原发与继发、内源与外源之分，即是否为继发于躯体、精神疾病的抑郁，是否为受外界应激事件诱发的抑郁。并且，对这些抑郁障碍的有效治疗，也必须建立在病因明确基础上。在这一点上，张景岳早在明代就已明确地提出情志之郁，把郁证分成情志之郁和五行之郁两种，并驳斥前人将郁证仅从五行之郁论治的谬误。张景岳认为，首先从起病的原因上，情志之郁不同于五行之郁。他指出"经言五郁者，言五行之化也，气运有乖和，则五郁之病生矣"，也就是说《内经》所说的五郁之病生，为五运之气的异常所导致，其直接病因是六淫、内伤七情及其所引起的气血脏腑功能失调。其次，"凡五气之郁，则诸病皆有，此因病而郁也。至若情志之郁，则总由乎心，此因郁而病也"。也就是说，五气之郁是"因病而郁"，而情志之郁则是"因郁而病"，当予以甄别。

2.重视社会心理因素在郁证发病中的作用，创立"情志三郁"理论

张景岳除关注郁证的临床症状之外，亦十分重视本病的病因，他注意到本

病的病因系应激事件所导致的情感冲击，如"衣食之累，利言之牵，及悲忧惊恐"等。现代抑郁障碍的社会学研究认为，人是社会的动物，应激事件对人抑郁障碍的发生有着举足轻重的作用。张景岳提出的情感之郁无论是症状、病因病机上都符合现代抑郁障碍的诊断，可见他的医学观点在抑郁障碍的诊治上是具有很大的参考价值的。

《景岳全书·郁证·论情志三郁证治》中将情志之郁从病因上分成三类，怒郁、思郁和忧郁，顾名思义是过怒、过思和过忧这三种情志损伤。同时又从这三郁出发，沿虚实两纲对病位、病机以及预后转归进行分析，并陈述虚证实证的遣方用药。张氏认为，怒郁，大怒气逆所致，初起实证，病位在肝，怒后，转为虚证，病位在脾，故"怒郁之有先后，亦有虚实"；思郁，思则气结，伤于心脾，甚者上连肺胃，下可影响到肝肾，思郁初病多实，治疗宜用顺开之法，久病损伤中气，则宜补其不足；忧郁无实证，全属大虚，病位多在肺脾肝肾，病因多为饮食失调、劳逸不当损伤正气，又悲忧惊恐等情志致郁所得，为阳虚之证，治疗当培养真元，不能用解散之法。张氏还结合阴阳、五行、脏腑相关理论给出了不同郁证类型的方药，比如怒郁虚者，治以大营煎、归脾丸，思郁虚者，治以寿脾煎或七福饮等，忧郁者可予以六君子汤、五福饮等。另外还创制了解肝煎、化肝煎、保阴煎、一阴煎、温胃饮等，丰富了郁证的治则方药，具有非常重要的临床意义。这种分类法及治疗思路的优点就在于便于追溯病源，治病从本，便于实施，亦能为抑郁障碍的中医现代病因分类做一个有效的参考。

3. 从虚论治郁证，善用温补

张介宾首开"从虚论治郁证"之先河。张氏之前历代医家治郁多以实邪论治，采用理气解郁、散发疏导之法，然张氏则直其弊端，他指出"自古言郁者，但知解郁顺气，通作实邪论治，不无失矣"。强调论治郁证当辨虚实，虚者，当行培养温补之法。若不知郁证有虚，于虚损之上再加解散，只会使郁者复郁更甚。张氏在其专著《景岳全书·郁证》中写道："又若忧郁病者，则全属大虚，本无邪实……盖悲则气消，忧则气沉，必伤脾肺；惊则气乱，恐则气下，必伤肝肾。此其戚戚悠悠，精气但有消索，神志不振，心脾日以耗伤，凡此之辈，皆阳消证也，尚何邪实？知培养真元，而再加解散，其与鹭鸶脚上割股者何异？是不可不详加体察，以济人之危也。"也就是说，在病性上，他将忧郁定性为"全属大虚，本无实邪"，自此补充了郁证虚证的空白，开创了从虚论治抑郁障碍的先河。

张景岳临证十分注重运用温补思想，指出"凡临证治病，不必问其有虚证无虚证，但无实证可据而为病者，便当兼补，以调荣卫精血之气。亦不必论其有火证无火证，但无热证可据而为病者，便当兼温，以培命门脾胃之气"。同时，他又擅长使用温补药物如黄芪、人参、熟地等，入脾肾二经以行温补之效。他认识到忧郁的病机属"阳消"（阳气虚），并在《景岳全书·郁证·论情志三郁证治》中记录了对三种情志之郁的温补治法，例如于"忧郁内伤之治"一段里说道，"若忧郁伤脾肺，而困倦怔忡、倦怠食少者，宜归脾汤，或寿脾煎。若忧思伤心脾，以致气血日消，饮食日减，肌肉日削者，宜五福饮、七福饮，甚者大补元煎"。张氏的理论为温补治疗抑郁障碍的思路提供了最初的理论依据。这也给了我们现代抑郁障碍研究一个良好启发，这不论对于当时还是现在，都有着超前的预见性和重要的指导意义。

4.重视郁证患者的脉象变化

在《景岳全书·郁证》里单列"论脉"一篇，这在《杂证谟》中较为鲜见，足见他对郁证之脉的重视。该篇详述了张景岳对情志之郁虚实辨证的体会，充分表现了作者对脉诊思想的重视以及脉诊在郁证诊疗中的指导意义。书中写道："凡郁证之脉，在古人皆以结促止节为郁脉，使必待结促止节而后为郁，则郁证不多见矣。故凡诊郁证，但见气血不顾而脉不和平者，其中皆有也。唯情志之郁，则如弦紧、沉涩、迟细、短数之类，皆能为之。至若结促之脉，虽为郁病所常有，然病郁者未必皆结促也。惟血气内亏，则脉多间断。若平素不结而因病忽结者，此以不相接续，尤属内虚。故凡辨结促者，又当以有神无神辨之。其或来去有力，犹可以郁证论，若以无力之结促，而悉认为气逆痰滞，妄行消散，则十误其九矣。"在本篇中，作者反复强调郁证之脉不能一概而论，尤其是情志之脉，更是变化莫测，有结促、有间断等外实、内虚之别，即便是结促脉，亦要区分有力无力，有神无神，尤其是诊断情志之郁决不可忽略虚脉以及其他脉象。

第二节　治疗抑郁障碍的现代经验

从前面的论述可以看出中医治疗精神类疾病的历史久远，但真正意义上基于抑郁障碍的针灸实践是从现代开始的。由于现代社会工作和生活节奏不断加快，竞争日趋激烈，负性应激事件不断增加，人们承受的心理压力也日益增大，心理健康问题越来越严重，抑郁障碍的发病率明显上升，这为针灸治疗抑郁障碍的发展提供了特殊的时代背景。1984年北京医学院（现北京大学医学部）罗和春教授课题组在国内率先将传统针灸疗法用于抑郁障碍的治疗，临床随机对照研究表明针灸对抑郁障碍有肯定的疗效，并且发现针灸治疗抑郁障碍还具有副作用少、整体性强的优势。多年来，由于对抑郁障碍病因病机认识的侧重点不同，临床选穴和操作的经验有所不同，使现代针灸临床治疗抑郁障碍的方法多样化，各地针灸专家的主要经验有电针百会印堂法、调理髓海法、通督导气法、调神疏肝法、醒脑开窍法、健脑调神法、"靳三针"等多种疗法。

一、北京大学精神卫生研究所罗和春教授"电百印"法

北京大学精神卫生研究所罗和春教授受电休克治疗重症抑郁障碍的启发，应用传统经络理论结合生理学机制，针对以往治疗抑郁障碍取穴多、不固定，电针刺激量参数没有明确要求等问题，采用治疗精神类疾病经验效穴百会与印堂，针刺并连接电针仪，形成小型治疗处方，简称"电百印"法。

选穴：百会、印堂。

方义：百会、印堂同为督脉经穴，督脉起于少腹以下，上入络脑，是治疗脑神相关病症的重要经脉。百会为"三阳五会"，居于巅顶，可醒神开窍、安神定志；印堂位于两眉之间，具有安神定惊、宁心益智之功，二穴合用可加强上述功效，是治疗精神心理疾病常用的穴位组合。

操作：先刺百会，用0.30mm×33mm规格的毫针，针尖向前平刺15~25mm，施平补平泻手法1~2分钟；再针印堂，取同样规格毫针向上斜刺15~22mm，施捻转泻法1~2分钟。行针得气后接韩氏电针仪，采用簇形波，频率2Hz；或接智能电针仪，采用抗抑郁波型，强度为2~3V；或接G-6805型电针仪，电压6V，频率2Hz，刺激强度以患者感觉舒适为度。电针每次留针45分钟，每天治疗1次，每周治疗5次，共6周。

按语：20世纪80年代，罗和春等在用"电百印"法与三环类抗抑郁药（阿米替林）治疗抑郁障碍的随机对照研究中发现，电针有明显的抗抑郁作用，其疗效与阿米替林基本相同；对焦虑、躯体化和认知障碍等症状以及反应性抑郁障碍的疗效，电针优于阿米替林，且阿米替林组的心血管系统、锥体外系及抗

胆碱能等副反应的发生率大于电针组。韩毳等对比电针与四环类抗抑郁药（马普替林）治疗抑郁障碍的临床疗效，发现电针对抑郁障碍伴发的焦虑和躯体症状的改善作用优于马普替林，且副作用小于马普替林。另外罗和春及其研究团队采用双盲、随机对照的研究方法，深入观察了电针与氟西汀治疗抑郁障碍的临床疗效。他们将95例抑郁障碍患者随机分为电针组、氟西汀组及安慰剂组。结果显示电针组与氟西汀组各项评分的差异均无统计学意义，两组与安慰剂组疗效比较差异有统计学意义。3组Asberg量表评分无显著差异，表明电针与氟西汀治疗抑郁障碍的疗效基本相同。

"电百印"法治疗抑郁障碍临床疗效确切，且已形成操作标准，取穴精简，易于操作，可单用或与其他针灸疗法配合使用，是当代针灸治疗抑郁障碍发展史上的重要突破。

二、南京中医药大学张建斌教授"通督导气法"

南京中医药大学张建斌教授素来重视督脉理论在针灸临床中的应用，在充分关注抑郁障碍患者躯体及神志症状的基础上创立"通督导气法"治疗各种类型抑郁障碍。本方法主要选用督脉腧穴，针灸并用，针刺以导气针法为主，旨在通调督脉以调神明。肝气郁结辅以疏肝解郁，气滞痰郁辅以理气化痰，心脾两虚辅以补益心脾，肝肾阴虚辅以滋肾平肝。

选穴：至阳、大椎、风府、百会、神庭、神门、三阴交。

加减：肝气郁结加合谷、太冲；气滞痰郁加天突、丰隆；心脾两虚加心俞、脾俞、足三里；肝肾阴虚加肝俞、肾俞、照海。失眠、健忘加神道，多梦眩晕加太溪，便秘加上巨虚，烦躁加太冲。对于大部分患者，单用针刺即可，对痰气阻滞或心脾两虚较为严重的患者，可配合施用艾灸。

方义：督脉从下极之俞上行，从风府穴入脑，因此重用督脉腧穴至阳、大椎、风府、百会、神庭，以疏通督脉、调节脑神，其中风府、百会分别为脑髓气机上下出入之门户。神门、三阴交为对穴组合，借肝脾肾三脉之精以奉养心神。

操作：（1）针刺：督脉腧穴，从至阳到神庭依次针刺。风府从枕外隆突下缘进针，以针尖触及颅骨底后为度，其他穴位以常规方向和深度针刺。行针以导气针法为主，操作要领为：①提插、捻转的频率为每分钟60~100次；②捻转幅度小于90°；③提插幅度不超过2mm；④均匀、和缓地边捻转边提插；⑤上提与下插、左转与右转的用力均匀，幅度、频率相等，速度缓慢、始终如一而有连续性；⑥一般每穴用导气法行针约1~2分钟即可，顽固病症可以行针数分钟或数十分钟甚至更长，待到"气至"，局部或全身的气血都可能产生反应，临床症状发生变化，机体功能得到调整。其中至阳、大椎、风府不留针，其他腧穴留针30分钟。

（2）灸法：百会、大椎、命门。每次选用1穴，3穴交替使用。采用艾条温和灸，每次灸15分钟。灸百会可采用仰卧位或俯卧位，操作者用手或纱布将头发压平，避免艾火燃着头发。艾条对准头顶百会穴所在的凹陷处，艾火距离头皮2~3cm，使患者感觉到温暖适宜感。灸大椎穴可采取坐位或俯卧位。艾灸命门穴，可令患者俯卧后，操作者将左手从患者腹部伸进，用掌心扣于患者神阙穴，右手持艾条在命门穴上施灸，可提高温阳行气之效。

疗程：抑郁发作，每周治疗5次，治疗6周为1个疗程。发作缓解期，巩固治疗，每周治疗1~2次，3个月为1个疗程。

按语：导气针法原为"五乱"病症而设。《灵枢·五乱》篇将气乱于心、肺、肠胃、臂胫、头的病症称为"五乱"，认为其发生乃由气之逆乱所致，而非邪气的亢盛或正气的不足，故不用补泻针法，而另设"导气"针法，以引导逆乱之气恢复常态。其具体方法和意义，原文谓"徐入徐出，谓之导气；补泻无形，谓之同精"。"导气法"适用于不虚不实，经气逆乱之症，徐入徐出地将针和缓地针刺到适当的深度，并在穴位的各个层次均进行徐缓的行针操作，目的在于引导逆于阳分的浊气归于阴分，逆于阴分的清气归于阳分，使逆乱的清浊、营卫之气各归其位，各行其职，使抑制、亢奋的阴阳之气趋于平衡，则乱气可除，病可获愈。

在临床上治疗与情志因素关系密切的病症，如抑郁障碍、失眠、围绝经期综合征等运用导气针法屡用屡效。在治疗抑郁障碍的临床实践中，采用常规电针法临床效果虽好，但对某些较顽固的病症，尤其是病程较长、症状较重、躯体症状顽固的患者，却效果欠佳。在督脉主穴使用导气针法可明显提高疗效。澄江学派传人王玲玲教授曾进行临床研究：观察导气针法组与常规电针组两者之间的疗效差异，结果发现治疗1周后2组间抑郁情况无差异，而导气针法组焦虑/躯体化、睡眠障碍等因子均较治疗前出现明显改善，提示导气组的见效时间早于电针组；治疗2周后，2组在焦虑/躯体化因子分出现显著差异（P<0.05，P<0.01），并持续到6周后；治疗6周后，导气针法组HAMD量表总分、焦虑/躯体化及睡眠障碍因子分的改善均明显优于电针组（P<0.05）。说明导气针法组的

疗效优于电针组，其优势主要体现于对HAMD量表总分、焦虑/躯体化及睡眠障碍因子分的改善。

导气针法目的在于引导患者产生微弱、舒适和持久的针感，其操作要领有二，首先是通过控制行针的速度从而达到控制刺激强度的目的，提插捻转操作需十分缓慢、轻柔，方能产生微弱而舒适的针感；其次在于通过持久而节奏均匀的行针操作，从而使患者保持长久、稳定且平和的针感。

导气针法的操作由提插、捻转组成，提插捻转的频率、角度和幅度的规范要求是该针法取得成功的关键。采用低频率、小角度、小幅度的均匀提插捻转才能达到导气法的要求。张建斌教授及王玲玲教授所在课题组基于长期针灸治疗抑郁障碍的临床经验及体会，对导气针法的操作做了如下量化规定：①提插、捻转频率为每分钟60~100次；②捻转角度小于90°；③提插幅度不超过1~2mm；④均匀地、和缓地边捻转、边提插；⑤上提与下插、左转与右转的用力需均匀，幅度、频率相等，速度缓慢，始终如一而有连续性。⑥每穴用导气法行针约1~2分钟，顽固性病症可以达到数分钟至数十分钟甚至更长，或在留针过程中间歇施行导气法。

另外，由于导气针法施术时最基本的要求是治神，故务必使患者保持舒适的针刺体位，如此才能放松身体与情绪，使操作能够持久进行。在操作时要求医师精力集中、专心致志地体会针下感觉和患者的反应。正如《灵枢经·终始》篇中说的："必一其神，令志在针。"又如《标幽赋》中说道："目无外视，手如握虎，心无内慕，如待贵人。"医师专注严谨的工作状态能够显著调动患者的医疗动机和信心，调整患者的心理防御能力。导气法的操作细微和缓，使医患双方都能仔细而清楚地分辨针下感觉。患者感受到局部的酸、麻、胀、重、凉、热等感觉并产生相应的传导，能引导患者产生比较强烈而独特的信任感和移情效应，从而提高临床疗效。

三、中国中医科学院广安门医院刘志顺教授"调理髓海法"

抑郁障碍是中风后常见的精神障碍，临床上以抑郁、焦虑不宁、早醒、悲观失望为主症，其发病率约为20%~60%。由于抑郁，患者情绪悲观，对中风康复丧失信心，不能主动配合治疗，严重影响患者的康复。中国中医科学院广安门医院刘志顺教授根据中医脑髓学说，于20世纪90年代中期采用调理髓海法针刺治疗中风后抑郁障碍，取得满意疗效。

选穴：百会、风府、风池、上印堂。

加减：风痰上扰加太冲、丰隆；肝肾阴虚加太溪、肝俞；气虚血瘀加中脘、血海。

方义：百会为调神益脑要穴；风府穴为天部风气的重要生发之源，督脉之气在此吸湿化风，刺激该穴具有散风息风、通关开窍之功；风池为手足少阳与阳维脉之交会穴，三条经脉均上循于头部，且风池针感可上传至头部，为调理髓海要穴；上印堂为印堂穴之变法，针刺该穴可产生重压样针感，"重"可镇静安神，较印堂穴的疗效更强。4穴合用，共为治疗中风后抑郁障碍的主穴。

操作：实则泻之，虚则补之，上印堂向下斜刺入骨膜，要求得到重压样针感。风府从枕外隆突下缘进针，以针尖触及颅骨底后为度，其他穴位常规针刺。留针30分钟，每日针刺1次，周六、周日休息。治疗1个月为1个疗程，总疗程可酌情增减。

治则：调理髓海、解郁安神。

按语：《素问·脉要精微论》指出"头者，精明之府"，古人已经认识到脑髓是精神智慧产生之处，故精神神志类疾病不仅是心病，亦是髓海之疾。再者中风多由忧思恼怒、饮食不节、恣酒纵欲等因素导致阴阳失调、脏气偏盛、气血运行逆乱而成，如《素问·调经论》所言"血之与气并走于上"。此处的"上"即指脑髓，治疗当从调理髓海入手。故刘志顺主任拟定中风后抑郁治则为调理髓海、解郁安神。20世纪90年代刘志顺主任临床系统观察本方治疗中风后抑郁患者30例，总有效率达80%，无任何不良反应，且疗效与抑郁程度无关，确为治疗本病的一种较理想的疗法。

典型病例：翟某，男，65岁，于1995年12月15日就诊。主诉：右侧肢体麻木、言语謇涩4天。以中风、脑出血收入院。患者伴有抑郁、焦虑、早醒等症状，对工作失去兴趣，动作迟缓，时有胸闷汗出，有自杀企图。CES-D抑郁量表积分25分，HRDS量表积分23分。舌淡，苔黄腻，脉滑。诊断：中风（风痰上扰），抑郁障碍。经针刺百会、风府、风池、上印堂、太冲、丰隆等穴，治疗1个月，患者抑郁症状基本消失，HRDS评分2分，中风后抑郁临床治愈。

四、广州中医药大学符文彬教授"一针二灸三巩固"阶梯法

整合针灸学是建立在针灸理论基础上，将各学科最先进的理论成果和实践经验有机结合而形成的一门能够指导临床医疗、阐明作用机制的现代学科。抑

郁障碍是一种复杂的临床疾病，单一治疗手段往往难以快速有效地控制本病，在整合思维模式下，符教授提出了"一针二灸三巩固"的阶梯治疗模式，"一针"即针刺疗法，"二灸"是灸法，"三巩固"则是对疗效的巩固。需要指出的是，"一针二灸三巩固"模式不是单指毫针技术、灸法技术、耳针技术或皮内针技术的结合，而是根据病情辨证选择合适的技术。

选穴：

（1）针刺：百会、印堂、水沟、内关、合谷、太冲、中脘、下脘、气海、关元。

（2）精灸：膈俞、胆俞。

（3）埋皮内针：心俞、肝俞。

方义：百会属督脉，位处巅顶，与膀胱经、肝经相交，有健脑醒神的功效。印堂为督脉所过，具有安神助眠，宁心益智的功效，临床中印堂与百会常联用治疗精神类疾病。水沟为督脉穴，可醒脑开窍，调神导气。内关穴是手厥阴心包经穴，为八脉交会穴之一，通于阴维，起储蓄全身气血的作用。抑郁障碍属神志疾病，与心包经密切相关，针刺内关穴有宁心安神、和胃降逆、调和气血之功。合谷穴是手阳明大肠经的穴位，大肠为腑，以降为顺。太冲穴是足厥阴肝经的穴位，肝主疏泄，以升为顺。合谷与太冲相配合称"四关穴"，一升一降，主人体一身气机之升降循环，调畅气机运行，主人身阴阳之调和。中脘、下脘、气海、关元称"引气归原"，属于腹针系统，其中中脘、下脘能调理中焦气机升降，而气海有益气助阳、关元有培元固本的作用。四穴合用能起到"以后天养先天"的作用。

膈俞为血会，属阴，胆俞为胆腑之背俞穴，属阳，肝胆互为表里，胆俞可疏理肝气，调节一身之气，二穴一阳一阴，一气一血，相互制约，相互为用，调和气血。现代研究也表明，两穴合用对郁病有较好的治疗作用。采用灸法可激发人体正气、补充阳气，精灸二穴补阳而不伤阴，灸时短、灸数少、灸力足。

埋皮内针于心俞、肝俞是为巩固疗效设立的。皮内针操作无痛，通过给皮肤微弱而持久的刺激达到调节效果。根据抑郁障碍的病机选用心俞以调神调血、肝俞以调节肝气之郁滞，以此来巩固针灸后的疗效。

操作：针刺百会、印堂、水沟、内关（双侧）、合谷（双侧）、太冲（双侧），采用0.35mm×25mm规格的毫针，进针10~12mm，均匀提插捻转，以得气为度，留针30分钟。腹针：中脘、下脘、气海、关元，患者仰卧，常规消毒，采用0.20mm×25mm规格的毫针，直刺10~12mm，不要求得气，留针30分钟。精灸取膈俞、胆俞，艾炷规格为底面直径约2mm、高约3mm，燃烧时间约5~7s。在穴位涂抹适量万花油起粘合作用。将艾绒搓成上述规格，用线香点燃，待患者有轻微灼痛感时，迅速移走艾炷，每穴灸2壮。埋皮内针取心俞、肝俞，留针2~3天后取出。每周治疗2次，每次间隔≥48小时，连续治疗8周，共治疗16次。

按语：符文彬教授将上述整合针灸方案应用于抑郁障碍的临床治疗，并与西药盐酸帕罗西汀进行对照研究，该研究纳入中老年抑郁障碍患者60例，采用简单随机方法分为针灸组、西药组，最终完成53例观察，研究结果证实针灸组与西药组疗效相当，并且整合针灸方案在改善中老年抑郁患者生活质量方面有明显的优势。该团队的另一项临床研究亦使用该整合针灸方案对101例轻中度抑郁障碍患者进行干预，其中综合组采用"一针二灸三巩固"的方法治疗，对照组一采用针刺+艾灸，对照组二采用单纯针刺治疗，进行12周的治疗。治疗后在HAMD总分以及有效率方面，综合组与对照组一组疗效相当，差异无统计学意义，针刺组与其他两组相比，差异有统计学意义（P<0.05）；治疗后1个月，综合组疗效优于其他组，差异有统计学意义（P<0.05）；在患者生存质量方面，综合组治疗后及治疗后1个月的SF-36评分均高于其他组（P<0.05）。

针对抑郁障碍的临床特点及治疗规律，符教授提倡遵循"整合针灸学"的治疗思路，采用"一针二灸三巩固"的整合模式。临床应根据病症不同时期、病情轻重、疾病缓急等选择适宜的技术整合，必要时与其他学科融合，如配合药物、经颅磁刺激治疗等，对于解决疾病难点、巩固疗效、预防反复发作等形成一系列的诊疗方案，从而获得更为稳定和持久的临床疗效，这一理念和方法值得临床推广和变通使用。

五、天津中医药大学第一附属医院石学敏院士"醒脑开窍法"

"醒脑开窍法"是石学敏院士于1972年创立的治疗中风病的方法，经过30余年的临床实践和多学科研究，已成为系统的中风病治疗体系。该疗法根据辨病论治和辨证论治相结合的原则，确立了"以醒脑开窍、滋补肝肾为主，疏通经络为辅"的治疗法则。基于大量中风患者的临床干预及研究后发现，该疗法不仅对卒中患者神经功能损伤有良好的修复作用，更能在一定程度上减少卒中后抑郁的发生或改善卒中后患者的抑郁状态，对该人群的身心调治均大有裨益。大量临床研究证实醒脑开窍针刺法治疗中风后抑郁障碍与抗抑郁药治疗相比，具有同等良好的疗效，而且无副作用，起效快，是一种理想的治疗方法。

选穴：内关、水沟、百会、印堂、三阴交。

方义：在醒脑开窍针法中，人中、内关穴重在调神。内关是八脉交会穴，属于手厥阴心包经络穴，针刺该穴可疏通气血、安神养心；人中是督脉穴，能开窍启闭、凝神健脑；百会为督脉、足厥阴肝经、足三阳经交汇之处，能醒神开窍、益气养血、添精补髓、平肝息风；三阴交是足太阴脾经穴、足三阴经交会穴，能调脾胃、益肝肾；各穴相配合，具有疏肝解郁，通经活络之功效。

操作：先刺双侧内关，直刺13~25mm，施捻转提插泻法，施术1分钟；前3天针刺水沟，向鼻中隔斜刺13mm，施以雀啄手法，致眼球湿润为度，3天后改为针百会、印堂，百会向后平刺13mm，以小幅度高频率捻转补法，施术1分钟；针印堂时捏起皮肤，向下斜刺13mm，以小幅度高频率捻转补法，施术1分钟；三阴交直刺13~40mm，施捻转提插补法1分钟，留针20分钟；每日治疗1次，连续治疗30天。

按语："醒脑开窍针法"因其独特的选穴配伍及操作手法，而达到醒脑开窍、安神定惊、补益脑髓和调理气机的作用，适用于治疗因脑部"元神"异常而导致的抑郁障碍。该疗法疗效优于传统针刺方法且使用范围广泛，是因其有严格的组方原则，且操作手法也有明确的规定，使得该疗法在临床便于传播和使用，并且疗效基本稳定可控，不论是针对卒中后抑郁人群还是其他抑郁障碍人群均显示可靠的疗效和临床优势。

石学敏院士及其团队2005年发表的一项临床研究报道，该研究共纳入256例卒中后抑郁患者，随机分为针刺组180例，采用醒脑开窍针刺法治疗，西药组76例，口服阿米替林治疗，疗程均为30天。结果显示，针刺组显效率和有效率明显高于西药组（P<0.05）。从副反应方面分析，阿米替林为中枢性和周围性抗胆碱能药物，有口干、便秘、尿潴留和心脏毒性等毒副反应。而针刺组几乎无毒副反应，且疗效肯定，操作简便，能稳定有效地改善患者抑郁状态。并且该研究还留取患者血液标本进行相关神经递质检测，结果表明，PSD患者经醒脑开窍针刺方法治疗后，其血浆中的NE、5-HT和DA含量都比治疗前有了显著性的升高（P<0.05），较药物组显示出明显的优势。

本疗法最初的应用对象大部分为卒中后人群，这也影响到后来该疗法用于抑郁障碍相关临床研究的纳入对象亦大多为脑卒中患者。但受其启发，亦有临床医师将其应用于非卒中抑郁人群的治疗，同样发现本疗法的疗效优势。顾淑英等人以醒脑开窍针法治疗抑郁障碍患者50例，对照组采用口服黛力新治疗，治疗2个月后以HAMD评分评估疗效，结果提示两组疗效差异无统计学意义（P>0.05）。该研究就以上患者还追加了2个月的随访观察，最终结果表明，两组复发率分别为22.5%和39.1%，差异有统计学意义（P<0.05）。证明醒脑开窍针灸方案治疗抑郁障碍远期效果好于药物组。王会珍探讨醒脑开窍法结合中药治疗抑郁障碍的临床疗效，治疗组采用上述针灸治疗，对照组则选用一种SSRIs类药物常规剂量口服。最终治疗组总有效率为96%，对照组为64%（P<0.001），治疗组不良反应发生率明显小于对照组。结果提示醒脑开窍法结合中药治疗抑郁障碍疗效明显优于对照组，且不良反应小，经济负担小。

魏晓萍、齐盛等在该学术思想的启发下，采取醒神开四关法治疗围绝经期抑郁障碍，也收到了满意的疗效。选穴：内关、水沟、百会、四神聪；合谷、太冲。操作：患者仰卧，皮肤常规消毒，先刺双侧内关穴，直刺1~1.5寸，采取捻转提插泻法，每穴施术1~2分钟后留针。继刺人中，针尖向上与皮肤成45°角刺入鼻中隔约0.5~1寸，将针体向同一方向捻转180°，使肌纤维充分缠绕针体，然后行雀啄手法，至流泪或眼球湿润为度。百会穴向前针刺，用迎随补法。四神聪采取四穴依次相互透刺，操作时应先斜刺进针至皮下疏松结缔组织，然后徐徐入内，否则会引起剧烈疼痛而使患者拒针。合谷、太冲两穴均直刺1~1.5寸，用捻转泻法，施术1~2分钟，然后留针30分钟，留针期间每10分钟行针1次。每日治疗1次，连续治疗7次为1个疗程，两个疗程间隔3天。

六、广州中医药大学靳瑞教授"靳三针"疗法

广州中医药大学已故靳瑞教授创立"靳三针"疗法，其组穴远近结合、上下相通，强调"三针取穴"，突破了传统单、双配穴的形式，临床运用可分病论治，组合灵活，在临床上治疗各类疾病均有很好的疗效，尤其对于脑病、精神类疾病有独特的疗效，深得业界同仁的认可。"靳三针"的学术体系包括组穴特色、配穴特色、进针特色、行针特色、补泻特色和治神调神特色。这些特色在治疗抑郁障碍方面显示出了自身独到的优势。

1.选穴及操作

（1）方案一

取穴：四神针（百会前后左右各旁开1.5寸）、智三针（神庭+双侧本神）、脑三针（脑户+双侧脑空）、双侧颞三针（耳尖直上入发际2寸处为颞Ⅰ针，以

颞Ⅰ针为中点，其同一水平线前后旁开1寸分别为颞Ⅱ针和颞Ⅲ针）。随症加减：忧郁伤神加通里、心俞；肝气郁结加膻中、期门；气郁化火加行间、侠溪；心脾两虚加心俞、脾俞；阴虚火旺加内关、太溪。

操作：常规消毒后，选用28号1寸毫针，取上述穴位平刺0.8寸左右，其中针四神针时针尖分别向百会平刺；针智三针、脑三针、颞三针时针尖向下平刺，行捻转手法，捻转角度在180°左右，频率为120~160次/分钟，使患者头皮有紧涩感或肿胀感为度，得气后留针30分钟。以上均双侧取穴，常规深度针刺，行常规补泻手法，每次30分钟，每日治疗1次，4周为1个疗程。

（2）方案二

取穴：主穴为手智针（内关、神门、劳宫穴）、定神针（定神Ⅰ针、定神Ⅱ针、定神Ⅲ针）、四神针，其中四神针针后加灸。配穴：肝气郁结者，取合谷、太冲穴行导气同精法；气郁化火者，取少府、行间穴行泻法；忧郁伤神者，取内关、公孙穴行导气同精法；心脾两虚者，取神门、三阴交穴行补法；阴虚火旺者，取太溪穴行补法。

操作：选用规格为0.35mm×40mm的毫针、0.35mm×25mm的毫针。采用缓慢进针法进针，飞法行针，行提插补泻法。每次治疗留针1个小时，每15分钟行补泻手法1次。另行温和灸法，每次20分钟。隔日治疗1次，共治疗4周。

方义：方案一所取穴位均位于头部或巅顶，为阳气之位，其中又以督脉及足太阳经穴为多，督脉"贯脊属肾""入属于脑"（《难经·二十八难》），足太阳膀胱经"上额，交巅""从巅入络脑"（《灵枢·经脉》），故针这些穴位能振奋阳气、益脑安神，辨证加减取穴，综合调治。方案二所用"四神针"位于百会前后左右旁开1.5寸，擅于升阳气、调神机，针后加灸，以加强提升阳气之作用。"定神针"由印堂、阳白穴组成，用以定神，尤其是定目神。"手智针"由劳宫、神门、内关穴组成，可用于治疗小儿智力低下、自闭症、多动症，或者手心发热、心烦不宁、夜不能寐等。劳宫穴为心包经的荥穴，《难经·六十八难》曰："荥主身热。"故心火旺者宜泻劳宫。神门穴为心经的原穴，是心经的原气经过和留止的部位，故心不藏神者宜补神门。内关穴是心包经的络穴，可"代心受邪"，往往导之以通利心气。

2.施术要点

在中医学看来，所谓"病人"皆属"失神"之人，抑郁障碍则是典型的形神共患病，治疗需要形神同调。"靳三针"疗法治疗抑郁障碍重点从"调神"入手，取穴以头部穴位为主，其显著的调神功效是综合了组穴、配穴、进针、行针、补泻等各方面之特色而获得的，其施术方法有以下特定要求。

首先，施术前务求两神合一：即在面对受术者的那一刻起，就开始对其调神。此时，医患双方均要调整好身心状态，如呼吸节律均匀、情绪稳定等；问诊时，要注重保护对方的隐私。然后对受术者进行心理疏导，缓解其紧张情绪。施术前，需选取安静的环境，令受术者充分放松。受术者神安后，则进一步引导其精神集中于针刺上。同时施术者也需专心致志。因受术者为患神，若要正其神，须以施术者的正神调之，此即"两神合一"，是贯穿于整个针刺过程的要领。

其次，施术中，要求用意在针：《灵枢·官能》篇所云"用针之要，勿忘其神"，在施术的过程中，要聚精会神、体贴周到、动作轻巧、察言观色、随时调整。要做到眼不离针，神不离穴，对受术者的病情心中有数。正如《灵枢·九针十二原》所云："持针之道，坚者为宝，正指直刺，无针左右，神在秋毫，属意病者。"

（1）进针法——缓慢进针：针刺过程中要宁神定志，心无旁骛，注意力集中于所刺穴位。手持针要稳且紧，有"手如握虎"之感。针刺时要腰直、肘平、腕悬、指实，针尖接触皮肤时要轻、稳、准。进针时务必要做到"正、压、捻、虚"——"正"即针身要正，垂直于施术部位；"压"即针在与皮肤接触的瞬间，稍加压力；"捻"即在针尖接触皮肤和下压的同时捻动针柄；"虚"即执针柄的手指要指实力虚，强调手指紧握针柄，手指轻轻捻动。必须强调的是，"缓慢进针"并非"缓慢透皮"，掌握此法需平时苦练指力。透皮那一瞬间要快，但透皮前的准备工作和透皮后、得气之前的操作要慢且仔细。如此才可保证取穴准确、两神合一，激发卫气、增强针感，且不易刺伤血管和神经，利于操作安全。针刺深度则以得气为度。

（2）行针法——捻转飞法：得气是针刺起效的前提，入针后若不得气，或者留针过程中针感减弱，就要行针。"靳三针"调神针法往往采取捻转飞法来行针。操作时，用拇指与食、中指相对捏持针柄，一捻一放，捻时食、中指内屈，放时食、中指外伸，搓动针柄，如此连做3次。动作要轻巧熟练，手指形态如同灵巧的小鸟展翅飞翔。运用飞法可促进得气，还可引气至病所。

（3）补泻法——提插补泻：调神针法采用《灵枢》里最传统的补法、泻法和导气同精法（简称"导法"）。补泻是在得气的前提下，在五输穴上进行的。补法应重按轻提。"重按"是缓而紧，把针紧紧地捏住，慢慢地往下压。"轻提"是快而松，针紧紧地往下压之后，一松，很快地就提上来了。重按轻提的手法是在毫厘之间的，哪怕针柄不动，只是捏紧和松开，也是重按轻提。泻法应轻按重提。针刺得气之后，针在深处，施术者轻轻将针尖一点，然后紧紧捏住针柄往上提。导气同精法的操作要点是进针后用同等的力度持针，缓慢提插，施术者观察患者的呼吸，针随受术者的呼吸徐入徐出，让两者呼吸产生共鸣。如前文所提到的，受术者的气息是病气，而施术者的气息是正气，以此来将受术者导向一个有规律的、健康的呼吸。正如《灵枢·五乱》篇云："徐入徐出，谓之导气，补泻无形，谓之同精。"行补法后，受术者自我觉得"若有所得"，行泻法后，觉得"若有所失"，行导法后，觉得整个人"气"变得比治疗前顺畅了。

（4）针灸并用：运用调神针法时常常配合灸法。调神之灸法，是将一根艾条一分为二，夹着针柄，由施术者熏灸，称为"针加灸"，而非温针灸的做法。此方法的优势在于：首先该方法比温针灸更安全，该法由施术者控制，可感受穴位皮肤的温度，大大降低烫伤的可能性。二是此法具有关怀效应。在艾灸过程中，双方通过语言沟通，可缓解受术者的紧张感，增加其安全感。三是可以借助艾叶本身的治疗作用，若以温针灸垫以纸片，艾油无法通过皮肤被吸收，疗效大大降低。

（5）出针法：出针是施术的最后一个环节，常根据不同情况采用不同的出针方法。例如，泻劳宫穴，则出针时摇大气孔，令其气出，甚至有时候令其血出，气随血泻。采用快速出针的方法时，要在确保没有滞针的前提下进行，拇指与食指中指相对，快速紧握针柄，向上轻轻拔出，动作轻巧，切忌生拉硬拔。

最后，施术后，嘱咐患者多在温和的阳光下做一些力所能及的运动，如爬山、打太极、阳光浴等。阳气的作用正如《素问·生气通天论》所云："阳气者，若天与日，失其所，则折寿而不彰。"傍晚时分，令身体的阳面（背面）沐浴于阳光中，以助提升阳气，帮助抵御病邪。综合以上各方面的操作要求，方能达到最佳的调神治神效果。

徐凯等人将符合纳入标准的60例抑郁障碍患者随机分为2组，其中"靳三针"组30例，赛乐特（常规西药）组30例。"靳三针"组取穴：四神针、智三针、脑三针、颞三针（双侧），随证加减。按照操作规范进针，常规补泻，每次治疗30分钟，每日治疗1次，4周为1个疗程。治疗前后进行HAMD量表评分并评估疗效。结果显示，两组治疗效果无显著差异；另外，副反应量表评分显示赛乐特组的评分大于"靳三针"组，提示该方法治疗抑郁障碍临床疗效肯定，同时能减少药物使用所带来的不良反应。曾晓林以"靳三针"调神针法（方案二）对60例肿瘤相关性抑郁患者进行临床干预，治疗组（30例）以上述针法治疗4周，对照组（30例）以西药舍曲林常规治疗4周。治疗后两组HAMD评分、SDS评分均有明显改善，但是"靳三针"组比舍曲林组改善更快、更明显；生活质量调查问卷（QLQ-30）评分显示，治疗4周后舍曲林组的躯体功能、角色功能、情绪功能、总体健康状况以及疲倦、失眠、食欲丧失症状等指标有明显改善，而"靳三针"组除此之外，还在认知功能、疼痛、气促、经济困难评分等指标上有明显改善，且在情绪功能、总体健康状况、食欲丧失方面的改善优于舍曲林组；综合各方面评分，"靳三针"调神针法的疗效优于西药对照组。

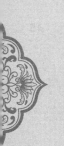

第五章
抑郁障碍针灸治疗方法

一、针刺法

针刺法治疗抑郁障碍的相关研究中大都将其归属于中医"郁证"范畴。在这些原发和继发的抑郁疾病治疗中，辨证论治是各类针刺疗法的最大特色，如从督脉论治的"通督调神"或"醒脑开窍针刺法"，从脾胃论治的"解郁通腑针刺法"，从肝论治的"疏肝养心针刺法"及其他从五脏论治的针刺法。随着疾病发展演变的复杂化，近年来各医家采用针刺治疗抑郁的手段日趋多样，尤其体现在针法的运用上。以"抑郁""针刺""针""郁病"等为关键词，从万方、知网、PubMed数据库的检索结果可见，针刺的范畴较广，主要包括体针、头针、腹针、特种针等。

体针疗法是以毫针为针刺工具，运用不同的操作手法刺激人体的经络腧穴，通过疏通经络、调和气血、调整脏腑功能而治疗疾病的一种方法。王艳君等治疗62例卒中后抑郁障碍，在缺血性卒中予阿司匹林肠溶片和硫酸氢氯吡格雷片二级预防药物治疗的基础上，予调督通脑针刺治疗，以百会、神庭、哑门、心俞（双侧）、肝俞（双侧）、肾俞（双侧）、太冲（双侧）、太溪（双侧）、神门（双侧）、膻中、内关（双侧）等随证加减取穴，以调整督脉、俞原同用为核心思想，共同起到调督通脑、疏肝解郁的效果，其临床总有效率高达90.32%。尹平等采用解郁通腑针刺法，选取百会、印堂、神门、内关（双侧）、合谷、三阴交、太冲、天枢、足三里和上巨虚，临床有效率可达90%，远大于安慰剂假针刺治疗，可有效改善抑郁患者气机失调、脑神紊乱和肠腑失常的情况。

头针法是通过刺激头部发际区域的特定部位治疗疾病的疗法。焦顺发于

1971年提出焦氏头针，以大脑皮层功能定位为理论依据，以针刺为手段治疗各种疾病，临床常用于治疗脑源性疾病。郭颖等在头穴丛刺治疗抑郁障碍的临床研究中，选用于致顺教授头针七区法中主精神活动的额区，通过降低脑血管阻力增加脑血流量，增加对脑组织血氧和葡萄糖的供应，提高抑郁障碍患者大脑细胞的代谢功能以达到治疗目的。于钦明等运用头穴配合五对俞原之穴，在镇静安神的基础上，既调动原穴扶正祛邪以调脏腑之实质，又调动背俞穴调和阴阳以调脏腑之功能，使卒中后抑郁患者HAMD评分、神经功能缺损评分（MESSS）均降低，总有效率显著高于药物组，有效改善中风后抑郁患者的抑郁状况。

　　腹针疗法是通过刺激以神阙为中心的腹部穴位，以调整气机、阴阳及脏腑失衡，从而达到治疗目的的微针疗法。冯勇等运用薄氏腹针疗法治疗33例卒中后抑郁患者，以薄氏腹针中"引气归元""天地针"及"八廓辨证"法取穴，配合各风湿点，其疗效与常规针刺相当，但对于肌张力偏高或者对针刺有恐惧和紧张感的患者，其疗效优于常规针刺。姜浩等则在常规腹针治疗的基础上，加用"程氏三才针法"，对滑肉门、气海天部及人部行三才震颤法及飞旋补泻法，8周后治疗组患者HAMD评分较治疗前及对照组降低，临床有效率达90%，临床疗效肯定。

　　除以上三种常见的微针刺法，谷婷等以针刺十三鬼穴联合头部穴位推拿疗法治疗卒中后抑郁，总有效率达89.5%，针刺鬼穴可兴奋"上行神经激活系统"，促进5-HT、DA和NE等神经递质生成，通过神经-内分泌-免疫系统双向调节大脑皮层中枢的兴奋与抑制过程，使神经突触间各种递质达到平衡，增强患者应激性，改善精神症状。余云进等基于"少阳为枢"理论在颈项部取穴针刺风池、风府、天柱、完骨、翳风、天牖，通过疏导少阳经气，推动六经阳气的生发和阴阳之气的调和，调治青少年抑郁。在针刺治疗抑郁障碍的探索上，可谓百家争鸣、百花齐放。

二、艾灸法

　　艾灸疗法简称灸法，是运用艾绒或其他药物在体表的穴位上温熨、烧灼，借灸火的热力以及药物的作用，通过经络传导，以温通气血、扶正祛邪，达到防治疾病的一种治法。艾灸疗法具体方法很多，抑郁障碍的常用灸法包括热敏灸、雀啄灸、直接灸、隔姜灸、麦粒灸、温灸器灸等。

孙国朝等通过艾灸仪对60例脑梗后抑郁障碍病患百会穴行电磁加热疗法，使艾草的有效成分渗透于穴位、经络之中，治疗有效率达93.3%。石杰对78例抑郁障碍患者行规律起居、坚持体育锻炼、增加人际交往以及心理疗法等基础治疗，在此基础上，对照组39例予盐酸帕罗西汀片口服，观察组在对照组基础上取百会、四神聪、合谷、膻中、太冲、肝俞、心俞，行艾灸治疗，两组患者治疗后HAMD、HAMA量表评分均较治疗前降低，Mo-CA评分较治疗前升高，NIHSS评分较治疗前降低，且观察组改善明显优于对照组，提示艾灸能够减轻抑郁障碍患者的抑郁、焦虑症状，有助于改善神经功能和认知功能，且安全、经济、无副作用。此外，艾灸在中风后抑郁障碍上的研究和应用较多，除悬灸和隔物灸等单纯性艾灸治疗，临床也常将针刺、中药、西药、心理治疗、经颅磁刺激、穴位贴敷等与艾灸联合使用，与单纯口服抗抑郁药相比，显示出方法多样、操作简便、无明显不良反应等优势。临床调查显示，以艾灸为主的综合疗法治疗PSD相较于单纯艾灸疗法，疗效更佳，患者依从性更高。

现代理论研究艾灸治疗抑郁障碍主要是艾绒燃烧时的温热效应、光谱辐射效应、艾绒的药性和燃烧产物综合作用的结果。具体来说，即艾灸的温热刺激能够经腧穴局部达到皮下甚至肌层，又可沿着经络传至更远距离，疏通经络气血，补虚助阳。同时，这种温热刺激又能使局部的毛细血管扩张，增强局部血液循环，使皮肤组织代谢能力增强，并引起大脑皮质的抑制扩散，发挥镇静、抗抑郁的作用。此外，还有研究表明艾灸可通过下调升高的血清炎症细胞因子来达到治疗作用。

三、电针法

电针法是在针刺基础上结合脉冲电刺激的一种疗法。当针刺穴位得气后，在留针过程中针体接入特定的电流，用电刺激结合针刺刺激，以达到适宜的刺激量，使针刺的效应有所提高。电针可调整人体生理功能，有止痛、镇静、促进气血循环、调整肌张力等作用。常用的电针输出波型为疏密波、断续波和连续波。

我国精神病学专家罗和春教授首创电针百会、印堂穴治疗抑郁障碍，1993年出版的《电针治疗常见精神疾病》正式将针灸引入抑郁障碍的常规诊疗。回首针灸介入抑郁障碍的治疗已经有近30年的历史，取得了明显的效果，尤其是对电针的机制研究和临床应用已比较深入，包括电针对HPA轴、免疫功能、血清细胞因子、单胺类神经递质、5-HT、大脑葡萄糖代谢、脑肠肽类激素、信号传导通路、基因表达、甲状腺激素等的影响。电针治疗抑郁障碍的范围也逐步扩大至精神障碍伴发抑郁、抑郁性神经症、难治性抑郁、恶性肿瘤抑郁、脱毒后焦虑抑郁、胃肠抑郁等范畴，疗效肯定、安全性高。

唐南淋等观察电针百会、神门等穴联合逍遥散对围绝经期轻中度抑郁障碍患者的疗效，研究结果表明电针联合逍遥散组总有效率为95%，高于电针组的65%与逍遥散组的70%；治疗后HAMD评分、血清促肾上腺皮质激素（ACTH）、皮质醇（CORT）水平均显著低于治疗前，能够明显降低二者的血清表达水平以及对HPA轴和内分泌的异常影响，改善抑郁程度。韩断等将电针和单纯针刺治疗首发轻中度抑郁障碍进行对比研究。两组针刺取穴相同，均为百会、四神聪、太阳（双侧）、印堂、合谷（双侧），电针组于百会、印堂、太阳（双侧）4穴接电针仪。治疗结果显示电针和单纯针刺治疗首发轻中度抑郁障碍疗效相当，且治疗后6个月仍可以维持疗效；在改善睡眠方面，电针组更具有优势。解剖学提示上述头部穴位的颅骨投影可关联到与情绪有关的杏仁核和海马区，起到镇静、稳定情绪的作用，并通过增加头部供血以达到治疗效果。冼益民等采用电针大椎、百会治疗肝气郁结、气虚血瘀型缺血性中风后抑郁障碍，将60例缺血性中风后抑郁患者随机分为2组（各30例）。对照组常规针刺患侧合谷、手三里、足三里、血海，双侧内关、神门、太冲；治疗组在对照组治疗的基础上联合电针大椎和百会穴，总有效率为73.3%，对照组为66.7%，显示常规针刺联合电针治疗效果更佳。

在美国、英国、日本和韩国，许多随机对照试验研究了针灸治疗抑郁障碍的相关治疗策略。如大卫等基于中医治疗重度抑郁障碍的原则，对30例患者制定了统一的持续8周的针灸治疗方案，每周治疗1次或2次，对部分有异常反应的重度抑郁患者增加抗抑郁药，该治疗方案效果显著。该研究调查了针灸作为单一治疗非药物性抑郁障碍患者的有效性和安全性，对比了每周1次或2次治疗的结果，所有治疗完成者的总有效率为55%，其中每周2次组的有效率为64%。总的来说，国外学者认为针灸治疗抑郁障碍的研究是必须的，并建议为了得出确切的结论，还需要更大的样本量以及更好的设计研究。

电针推荐处方：百会、印堂，或者百会、神庭；针刺后两穴连接电脉冲，用2/15Hz疏密波，强度以患者感觉有跳动为度。留针30~60分钟，每日治疗1次（每周日停止治疗），30次为1个疗程。

四、耳针法

耳针法是通过短毫针针刺或王不留行籽刺激耳穴以诊治疾病的一种方法。古代医著中就有"耳脉"相关理论，耳与脏腑经络的生理病理密切关联，可借耳诊治疾病。近30多年来，在大量的临床实践和实验研究的基础上，耳穴诊疗方法发展迅速，已初步形成耳穴诊治体系。现代科学研究表明，耳与脏腑器官在生理上存在相关性，而且具有相对特异性，这为耳针法诊治抑郁障碍提供了客观依据。

近年来，我国进行了大量耳针疗法的临床实践，刘富群等将2型糖尿病合并抑郁障碍的患者随机分为3组，在常规西医降糖治疗的基础上，A组采用心理干预治疗，B组采用耳穴贴压治疗，C组采用口服盐酸氟西汀胶囊治疗。其中耳穴贴压取神门、皮质下、交感、内分泌、肝、肾等穴，每次贴压采用单侧耳穴，每日按压3次，每次按压60s，3日后取下，休息1天后换对侧耳穴，治疗总有效率为90.9%，明显优于心理干预治疗的77.8%。杨青等报道了中风后抑郁常规护理与耳穴疗法的对照研究，耳穴选穴为心、肝、脾、肾、缘中、神门、皮质下，辨证加减。每日按压3次，每周贴压2次，双侧耳穴交替取用。结果显示采用耳穴疗法的患者SDS得分在干预后2周、4周较对照组明显下降，说明耳针能明显改善中风患者的抑郁症状，有利于扭转患者的抑郁倾向。吕晓皑等比较耳穴贴压、耳穴贴压联合情志疗法与黛力新治疗乳腺癌术后抑郁的疗效差异，耳穴贴压联合情志疗法疗效最优，耳穴贴压疗效优于口服黛力新。总体而言，耳穴疗法治疗抑郁障碍的总有效率优于安慰剂治疗，耳穴疗法联合其他疗法治疗抑郁障碍的总有效率要优于单纯使用其他疗法治疗。

迷走神经刺激术是近10余年来国际上兴起的用于治疗某些顽固性疾病的有效物理治疗方法，美国食品药品监督管理局（FDA）将其认定为可以有效治疗癫痫以及抑郁障碍的一项技术。这一方法因需通过外科手术在颈部置入微型刺激仪刺激颈部迷走神经，受到手术及潜在副作用等因素限制难以推广应用。中国科学院从21世纪初开始尝试通过体表刺激产生"迷走神经效应"的治疗方法，研究发现了哺乳动物外耳中央及外耳道分布有迷走神经耳支，研发了具有自主知识产权的耳迷走神经刺激仪，并在一系列研究中观察到这个区域的刺激对癫痫和抑郁障碍等疾病有较好效果。在大量相关的临床研究结果中，耳迷走神经刺激组与对照刺激组相比，HAMD量表评分减分率均较大，临床症状得到明显改善。验证了耳迷走神经刺激是一种安全、有效、绿色、便捷的治疗轻中度抑郁障碍的方法，新型可穿戴的无线网络耳迷走神经刺激仪也在不断的研制和优化中。

耳针推荐处方：取肝、胆、心、脾、肾、神门、内分泌、皮质下、交感、小肠、胃、三焦、肝、枕。每次取5~6穴，左右耳穴交替使用。肝郁善太息者加大肠；易怒者加耳尖；记忆衰退者加脑干；气郁痰阻伴强迫思维者加三焦、肾上腺；纳呆、体重下降者加口、食道；恐惧者加肾上腺；气滞血瘀伴疼痛者加耳中、中焦；胀满者加十二指肠；气血两虚伴神疲者加胰；肢冷恶寒加相应四肢穴位。选取0.2mm×10mm规格的毫针，根据临床所需直刺或斜刺，所刺诸穴深度以不刺穿耳软骨为度。针感以耳廓局部热胀为度。留针40分钟，留针期间每10分钟行针1次，1周治疗2次，12次为1个疗程。

五、罐法

罐法，或称吸筒疗法，古称"角法"，是以罐为工具，利用燃火、抽气等方法排除罐内空气，造成负压，使之吸附于腧穴皮肤表面，使局部皮肤充血、产生瘀血以达到治疗目的的方法。罐的种类众多，包括竹罐、陶罐、玻璃罐、抽气罐，其吸附方法包括火罐法（闪火、投火、贴棉）、水罐法、抽气吸法，可应用于单罐、多罐、留罐、走罐、闪罐、刺络拔罐、留针拔罐。

近些年罐法治疗抑郁障碍的相关研究，多采用联合疗法，也将心理疗法、刮痧疗法、推拿等加入到治疗方案中。如刘洋等对100例卒中后抑郁障碍患者采取针灸加拔罐配合心理疗法进行为期30天的干预，结果显示病程1~3个月的患者组有效率达96%，病程3~6个月的患者组有效率为86%。王招玲等先后对60例抑郁障碍患者实施刮痧联合刺络拔罐治疗，结果显示总有效率为96.7%，高于口服黛力新组的93.3%，且无不良反应。何玲娜等采用河车路行罐配合擦法治疗糖尿病后抑郁障碍，总有效率为90.9%，优于对照组（口服盐酸氟西汀胶囊）的73.7%，同样验证了拔罐疗法的简便效廉。

采用走罐治疗郁病的研究较早，作为一种"良性刺激性整体疗法"，可通过皮肤感受器和血管感受器的反射途径传到中枢神经系统。缓慢而轻的手法对神经系统具有镇静作用，急速而重的手法对神经系统具有兴奋作用，对中枢神经系统的兴奋与抑制起到双向调节的作用。钱洁等对96例患者进行督脉及两侧膀胱经行走罐治疗，每周治疗2次，6周为1个疗程，发现抑郁障碍患者的躯体症状和情绪改善疗效肯定，总有效率为96.8%，其次对睡眠的改善总有效率达91.6%，可提高机体内在动力，无副反应，经济实惠。

中医认为罐法可开泄腠理、扶正祛邪；疏通经络、调理气血。西医认为可以通过拔罐或走罐过程的自溶血现象以及温热作用加强人体新陈代谢等作用，增强吞噬细胞活力，增强机体耐受力和抵抗力，起到双重调节作用。南京中医药大学张建斌教授在抑郁障碍的临床治疗上研究较为深入，擅长背部走罐辅助治疗抑郁障碍。他认为郁病属于阴邪，且抑郁障碍患者在督脉上有明显的反应点，通过走罐通督可以达到振奋阳气、疏通郁结、祛除阴翳之效果，尤其需要指出的是，背部走罐对此类患者的情绪及睡眠的良性调整具有较好的即刻效应，在临床获得极高的疗效认可。

走罐治疗抑郁障碍推荐取腰背部督脉以及两侧膀胱经的走行部位。操作程序和方法：患者俯卧位，暴露腰背部，在患者腰背部涂抹少许油性介质，在大椎穴拔罐，先沿督脉由上而下至骶骨的背俞穴，然后沿督脉由下而上至大椎穴，反复上下操作各10次；后将火罐移至两侧膀胱经，左右两侧各上下操作10次，在五脏背俞穴处略作停顿；起罐后清洁皮肤。走罐过程速度均匀和缓，避免暴力牵拉，力度以患者耐受为度。每周治疗2~3次，6周为1个疗程。

六、穴位埋线法

穴位埋线是在针灸经络理论指导下，将医用可吸收羊肠线埋入相应穴位，羊肠线在体内软化、分解、液化和吸收的过程可对穴位产生生理、物理及化学刺激，从而对穴位产生长达20天或更长时间的"针感效应"。该技术是在传统针具和针法基础上建立和发展起来的，历经了留针和埋针时期的雏形期、穴位埋线的萌芽期、临床推广应用的发展期和以辨证选线、取穴为特征的成熟期，20世纪60年代已广泛应用于临床。弥补了针刺时间短、次数多、疗效不持久、疾病愈后不易巩固等缺点。目前本疗法在抑郁障碍中的应用多与西药、中药、心理干预和耳穴贴压等相结合，收效肯定，推荐用于抑郁障碍的长期治疗，临床可根据患者的个体化特征，选用不同方案协同起效。

张志全等人在运用穴位埋线、耳穴治疗配合中药舒郁饮子治疗脑卒中后抑郁的研究中，穴位埋线选取膻中、神门、照海、申脉为主穴，每周埋线1次；耳穴贴压选取神门、皮质下、心、肝、交感、脑干，每日揉按穴位5次，每次5分钟，两耳交替贴用，每日1换；同时口服中药舒郁饮子，每日1剂，分两次服用，以求标本兼治，总有效率达85%。王玉杰、石志敏运用穴位埋线配合情志护理治疗妇科恶性肿瘤术后抑郁，抗抑郁效果优于西酞普兰片，且无明显不良反应，同时可明显改善患者生活质量。崔星等在探讨针刺结合穴位埋线治疗150例围绝经期抑郁患者的临床研究中，观察组给予针刺（列缺、照海、内关以及公孙等穴）结合穴位埋线（取穴为肝俞、心俞、脾俞、肾俞）治疗；对照1组给予患者单纯针刺治疗，取穴与治疗方法同观察组；对照2组予患者黛力新药物治疗，比较3组患者的抑郁改善情况、生存质量。结果显示，针刺结合穴位埋线相较于常规药物治疗和单纯针刺治疗效果更好，对患者抑郁状态的改善效果更为显著，患者生存质量明显提高，值得临床推广。

穴位埋线法治疗抑郁障碍的实验研究目前较少，主要是从调节细胞免疫和非特异性免疫等进行相关研究，如魏燕莹通过针刺与百会、肝俞、三阴交等穴埋线，观察分析慢性不可预见性应激抑郁模型大鼠体重、蔗糖消耗量、垂直运动及水平运动活动次数等行为学指标，发现针刺与埋线疗效相当，两者均可以缓解抑郁障碍的躯体症状及生理功能紊乱；其次，针刺与埋线具有降低抑郁大鼠血清GLU、ASP水平，升高GABA、GLY水平的作用，可有效改善抑郁，其抗抑郁机制可能与调节氨基酸类神经递质水平有关。童迅、杨才德选取48例抑郁障碍患者，随机分为2组。治疗组（25例）采用星状神经节埋线法，取穴：星状神经节、迷走神经点、膻中、太冲、内关。对照组采用针灸治疗，取穴：百会、印堂、太冲、神庭、血海、大陵、心俞、肝俞、三焦俞、太溪。1个月后观察2组的临床疗效，治疗组总有效率为92%，对照组为78.3%。通过临床试验进一步佐证了星状神经节埋线法对于抑郁障碍患者自主神经功能和免疫功能的调节疗效。

七、穴位贴敷法

穴位贴敷疗法是根据中医经络学说选取特定腧穴，采用合适的药物贴敷于特定穴位，通过经络联合药物的刺激作用，以调整脏腑阴阳，疏通经络气血，达到预防及治疗疾病的一种无创疗法。它是传统针灸及药物疗法的结合，其实质是融经络、穴位以及药物为一体的治疗，既能使药物在特定部位吸收，又能对腧穴经络产生刺激作用，可发挥中药、穴位的双重作用。穴位贴敷主要是通过药物对皮肤的刺激，促进局部和周身的血液循环、增强新陈代谢、改善局部组织营养、提高免疫功能等达到解郁目的。穴位贴敷操作方法简单，但在药物配伍、穴位选择、贴敷时间等方面的临床应用和研究中各具特色。

贾云昀等以穴位贴敷治疗产后抑郁，将当归、丹参、石菖蒲、炒酸枣仁、郁金、合欢皮、琥珀、朱砂、生牡蛎研末以蜂蜜调成糊状，取心俞、肝俞、脾俞、内关行穴位贴敷。每天贴敷5~6小时，14天为1个疗程，贴敷10天休息4天，连续3个疗程，结果显示HAMD量表评分及日常生活能力量表（ADL）评分均较前有明显下降。覃骊兰以壮药穴位贴敷疗法治疗老年抑郁并发失眠，以自制壮药养心安神散（由酸枣仁、柏子仁、龙眼肉、萝芙、铁包金、三白草、八角枫等11味壮药组成），按"循道路取穴法"和"三道两路配穴法"取百会、风池（双侧）、风府、大椎、心俞（双侧）、太溪（双侧）、神阙、内关（双侧）等12个穴位。每天治疗1次，每次贴敷6~8小时，7天为1个疗程，共治疗2~4个疗程。该疗法无毒副反应且价格低廉，得到患者的广泛认可。张元春等运用子午流注纳支法中药穴位贴敷治疗抑郁伴睡眠障碍，治疗组在接受常规治疗、护理及睡眠健康教育的基础上，运用子午流注纳支法将药贴于戌时（19：00~21：00）贴敷在内关、神门或神阙穴，每日1次，每次贴敷6~8小时。对照组于日间（09：00~11：00）避开戌时所贴穴位贴敷（假贴敷），结果治疗组总有效率为95.08%，优于常规穴位贴敷方法。

八、皮内针法

皮内针又称"皮下埋针"，用30号或32号不锈钢丝制成的图钉型和麦粒型针具埋入皮下并用胶布固定，在局部不产生痛感及不影响患者肢体活动的条件下将针在皮下留置1至7天。本方法作为古代针刺留针方法的发展，具有长时间持续局部刺激的作用，多用于治疗慢性疾病或疼痛性疾病。本法通过使用特定针具达到长时间留针，还可以指导患者自行按压皮下埋针以加强刺激。本法安全便捷、收效平稳，且刺激量小，痛感低，患者接受度高，适用于抑郁障碍的临床治疗。

何明对50例抑郁障碍患者采用揿针针法，选取双侧肝俞、心俞、胆俞、神门、内关。留针24小时，每日埋针1次，15次为1个疗程，期间配合心理调治和饮食护理，治疗2个疗程后总有效率达90%。金在艳等将皮内针用于治疗慢性阻塞性肺疾病急性加重期伴焦虑抑郁，治疗组以基础治疗联合皮内针，对照组为常规基础治疗，治疗后SAS及SDS评分、呼吸困难MMRC评分均高于常规基础治疗组，说明皮内针治疗能更好地缓解呼吸困难等临床症状，改善焦虑抑郁情绪。马燕辉等将90例卒中后轻中度抑郁患者随机分为3组，3组均取百会、神庭、印堂穴，但分别采用针刺配合皮内针治疗（A组）、皮内针治疗（B组）、针刺配合假皮内针治疗（C组）。2周后A组总有效率为90.0%，B组为86.7%，C组为73.3%，可见针刺配合皮内针与单纯皮内针治疗均有利于卒中后轻中度抑郁患者的康复，其中皮内针治疗可减轻针刺带给患者的疼痛和恐惧感，值得进一步推广及使用。

九、刮痧法

刮痧疗法是以中医皮部理论为基础，用边缘光滑的牛角、玉石、嫩竹板、瓷器片、小汤匙等工具蘸取一定的介质在体表反复刮动、摩擦，使皮肤局部出现红色粟粒状或暗红色出血点等"出痧"变化，从而达到活血透痧的作用。本方法通过增加组织血流量以达到活血化瘀、祛瘀生新之目的。本疗法操作简便，应用广泛，但目前相关的学术研究相对其他疗法较少。

在有限的刮痧治疗抑郁障碍的研究中，也多是采用联合治疗，如田绍侠联合电针、膏方及刮痧3种方法治疗抑郁障碍，总有效率高达100%。杨东东在刮痧疗法结合化痰解郁方治疗抑郁障碍的经验中，强调循督脉、足太阳膀胱经刮痧，尤其注重背俞穴，以通达五脏六腑之阴阳，畅达一身之气，达到气顺则病自消的目的。贾一波等在探讨刮痧结合心理疏导对中风后抑郁障碍疗效的研究结果中，刮痧结合心理疏导组的总有效率达86.59%，明显高于西药组的55%，确定了刮痧的有效性。

刮痧疗法在抑郁障碍的临床治疗中主要作为辅助方法，亦可指导患者自行操作，日常规律进行，以加强通调经络、行气活血、通阳解郁之效。

十、皮肤针疗法

皮肤针是由多支短针组成，用来叩刺人体一定部位或穴位的针具，有"梅花针""七星针""罗汉针"之分。其叩刺操作主要包括循经叩刺、穴位叩刺、局部叩刺，根据刺激的部位、患者的体质和病情的不同一般分为轻、中、重3种。和其他针法不同之处除了作用表浅以外，叩刺的重点还着重在十二经脉循行线和皮部，不仅仅是穴位局部。本方法治疗抑郁障碍的相关临床研究较少，或与操作不便、耗时较长及痛感强烈患者不能耐受有关。

张志伟、邓宁在采用梅花针叩刺法治疗抑郁障碍患者的研究中，采用循督脉及膀胱经走行、前发际至项部以及环百会、四神聪、风府、风池、心俞、肝俞叩刺的方法。隔日叩刺1次，10次为1个疗程，共治疗40天后，总有效率达87.5%，疗效显著优于西酞普兰药物组的72.5%。贾爽杰采用梅花针叩刺结合耳穴贴压治疗62例抑郁障碍患者，梅花针叩刺选取项至腰部足太阳膀胱经背部第1侧线，耳穴贴压选取神门、交感、心、枕、皮质下等，随证加减，治疗30天后总有效率为96.8%，疗效显著。从文献资料可见，皮肤针治疗抑郁障碍叩刺部位多选择督脉、膀胱经及头部的腧穴，督脉、膀胱经通贯脊背、上连于脑，且为人身之阳侧，在此进行叩刺可激发阳气、通阳解郁，抑郁障碍病机为阳气不达，本法适用。

皮肤针疗法推荐操作：沿背部督脉脊柱段及两侧膀胱经，在至阳到大椎的区域内及两侧夹脊、背俞穴，用皮肤针叩刺，至皮肤潮红或者轻微出血为度。每周治疗1次。心烦、胸闷、失眠症状较重者，可以隔日治疗1次或每周治疗2次。

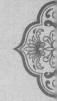

目前对针灸治疗抑郁障碍的机制进行了大量的研究，抑郁障碍的发病机制复杂，并没有共同意见，针灸治疗抑郁障碍机制的研究也是在发病机制假说的基础上，围绕神经生物学、心理学等方面进行了相应的研究。

一、针灸对神经元可塑性的作用

1.对信号通路的影响

研究者们发现针对抑郁大鼠模型，针刺可以通过激活 PI3K-Akt 信号通路影响突触的可塑性，进而对抑郁行为进行调控。BDNF 是大脑分泌的具有营养神经细胞作用的蛋白质，对突触可塑性有重要影响，与抑郁障碍密切相关。研究表明，大脑海马特定区域中，BDNF 水平降低后体内神经发生减少、神经分化受损，同时出现抑郁行为。压力诱导的抑郁模型小鼠海马和额叶皮质中磷酸化的 Akt（pAkt）和 BDNF 表达量下降。PI3K-Akt 信号通路可通过与 BDNF 的相互调节，进而影响突触可塑性。梁佳等在针刺干预抑郁模型大鼠的实验中发现，针刺百会、印堂、内关后，大鼠大脑额叶皮层和海马区原本含量下降的 BDNF 表达量重新增高。一项系统研究与荟萃分析表明，抑郁患者在电针刺激后，外周血中的 BDNF 浓度显著升高。BDNF 在脑内的含量变化对抑郁障碍的发生与改善有重要的影响，针刺对抑郁行为的改善与针刺提高 BDNF 表达水平有关，而 BDNF 的表达水平又与 PI3K-Akt 有着密切的联系，所以可以推断针刺对 BDNF 产生的作用很可能与激活 PI3K-Akt 通路有密切联系。

另外，段冬梅等发现电针百会、印堂穴可提高抑郁模型大鼠海马环磷腺苷效应元件结合蛋白磷酸化后的阳性神经元数量。符文彬等发现，电针合谷、太冲穴可使抑郁模型大鼠海马神经元病变程度减轻，使cAMP-CREB、BDNF的表达上调。

此外有研究显示，抑郁模型大鼠海马CA$_3$区nNOS水平降低，且cGMP水平出现了降低的趋势，针刺百会、印堂穴后，海马中的nNOS免疫反应阳性颗粒数增加，cGMP水平增高，认为NO-cGMP信号通路可能是针刺抗抑郁的作用机制之一。

多种研究均发现针刺对诸多与抑郁障碍相关的信号通路具有良向调节作用，所以针刺对信号通路的调节有可能是治疗抑郁障碍的关键机制。

2.对胶质细胞的影响

研究表明星形胶质细胞直接参与突触的发生和海马齿状回的神经元再生，并可通过合成和释放多种重要的神经营养因子调节神经元的生长和可塑性，并且还负责调节兴奋性突触传递及清理突触间隙中由于神经兴奋而增加的谷氨酸。因此，抑郁障碍的产生与神经胶质细胞的功能障碍有密切联系。

卢峻等观察到，应激抑郁大鼠额叶皮层星形胶质细胞形态萎缩，额叶皮层胶质纤维酸性蛋白（GFA）的PmRNA表达显著降低，针刺百会、内关穴可能通过上调额叶皮层GFA的表达，改善慢性应激造成的星形胶质细胞损伤。刘琼等研究表明慢性应激会使大鼠海马星形胶质细胞阳性细胞的染色变浅、数目减少及蛋白含量降低，针刺的改善作用主要是通过促进其染色加深、数目增多及蛋白含量增加实现的，提示星形胶质细胞可能参与针刺的抗抑郁治疗过程。

二、针灸对神经内分泌的调节作用

大量动物实验研究发现，普通针刺与电针干预均能下调模型大鼠下丘脑CRH基因水平的表达，并下调血清ACTH和CORT含量，拮抗HPA轴的功能亢进。另外，针灸可上调GR的基因表达水平，对糖皮质激素的过度分泌有直接的调控作用，增强HPA轴的负反馈功能。

临床试验也发现针刺能够给抑郁患者的HPA轴功能带来良性恢复，并且可以降低患者血浆的CPRT水平。另外针对围绝经期的抑郁障碍患者进行针刺治疗，发现针刺能显著改善抑郁障碍患者的内分泌情况，抑郁程度也有改善。

三、针灸对不同神经递质的调节作用

相关研究发现，电针百会、印堂穴可显著增加抑郁大鼠体内5-HT、NE的含量，改善大鼠抑郁样行为。另外，电针还能上调大鼠血清褪黑素水平，逆转抑郁模型大鼠脑内的Glu水平，降低Glu兴奋性神经毒性。由此可推论，电针相关腧穴，提高神经递质水平，可能是电针抗抑郁机制之一。

临床试验报道称，电针能够通过降低大脑皮质5-HT的代谢，提高5-HT能神经元的活性，并能协调NE与5-HT之间的平衡。还观察到抑郁患者治疗前3-甲氧基4-羟基苯乙二醇（MHPG）排泄量较低者疗效显著好于较高者，促甲状腺素释放兴奋试验非迟钝反应者疗效显著高于迟钝反应者，提示电针可能通过影响去甲肾上腺素代谢起到抗抑郁作用。

四、针灸对免疫功能的影响

近年多项研究发现生理或心理应激均能激活免疫系统，使细胞因子异常分泌，进而从多个层面影响中枢神经系统。而免疫系统激活后，免疫细胞会合成、分泌一类小分子蛋白质即细胞因子，进而调节免疫应答。其中最受关注的细胞因子当属白介素-1β（IL-1β）、白介素-6（IL-6β）、肿瘤坏死因子-α（TNF-α）。它们被认为是抑郁障碍的生物标志物。金树英观察到针刺对外周和中枢炎性细胞因子具有调节作用。针刺治疗可以显著降低模型大鼠血清、海马和额叶皮层的IL-1β、IL-6和TNF-α水平（$P<0.01$），提示针刺可以抑制炎性细胞因子，缓解外周和中枢的炎症反应。天津中医药大学杜元灏教授团队的研究将调神疏肝针法用于治疗抑郁障碍患者，发现针灸治疗可通过调节免疫细胞计数及细胞因子起到调节免疫功能的作用。

以上研究在一定程度上说明，针刺调节免疫功能可能是针刺治疗抑郁障碍的机制之一。

五、针灸的心理学影响

针灸作为一种古老而有效的治疗方式，对抑郁障碍患者有较强大的心理暗示作用，而且长时间的治疗，医师与患者能够获取信任关系，多运用语言的交流鼓励，可对患者的认知和情绪有一定的改善；另外，针灸时守神、治神，能使患者关注自身身体的良性变化，也对患者的心理调适有一定的帮助。

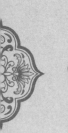

第七章
特殊人群抑郁障碍的防治

第一节　产后抑郁障碍

一、产后抑郁障碍的概念及发病特点

产后抑郁障碍（PPD）是产后精神障碍性疾病中的一种，是以产妇在分娩后出现情绪低落、精神抑郁为主要症状的疾病。症状表现为悲伤、沮丧、哭泣、孤独、焦虑、自责自罪、处事能力下降、不能履行母亲职责、对生活缺乏信心等。本病一般在产后1周左右开始出现症状，逐渐明显，平均持续1周，甚则长达数年。国内报道产后抑郁障碍的发病率为1.1%~52.1%，平均为14.7%，国外报道数据较之更高，初孕初产妇女产后抑郁的发病率较经产妇高。

本病的发生是多因素综合作用的结果，涉及生物学、社会心理因素及生产方式等诸多因素。其中生物学因素包括内分泌因素、躯体因素和遗传因素。研究发现妊娠、分娩、产后过程中体内激素水平急剧变化是产后抑郁障碍发生的生物学基础。产后雌激素缺乏引起其他激素及化学成分的变化，继而引起相关行为变化。社会因素认为，临产前后应激性生活事件的发生，缺乏来自父母和丈夫的支持和帮助，对分娩心理准备不充分，对婴儿性别反感，家庭角色转移等都会成为产后抑郁的促发因素，可能还与产妇年龄、职业、文化程度、产妇成长过程中所经历的不幸事件等因素有关。心理因素致病认为，发病的产妇多数具有以自我为中心、好强求全、内向和情绪不稳定、人际敏感等性格特质，且也与产妇心理准备不充分、对分娩的恐惧心理相关。另外，研究发现剖腹产对产妇的心理会造成更多的不良影响，更易诱发产后抑郁。

中医学虽无对产后抑郁的系统论述，但从古籍的梳理中不难看出古人对本病早有认识。宋代《妇人大全良方》有"产后癫狂、产后狂言谵语如有神灵、产后不语、产后乍见鬼神"等论述。《证治准绳》亦有"产后心神恍惚，言事失度，睡卧不安"等产后抑郁的相关描述。《万氏妇人科》云："心主血，血去太多，心神恍惚，睡卧不安，言语失度，如见鬼神，俗医不治以为邪祟，误人多也。茯神散主之。"《医宗金鉴》指出："产后血虚，心气不守，神志怯弱，故令惊悸，恍惚不宁也。宜用茯神散。"《备急千金要方》中载："疗产后暴苦，心悸不定，言语错乱，恍惚，皆有心虚所致。"

中医学认为，女子以血为本，胎赖血养，乳由血化，孕产过程耗气伤血，故本病主要病机为产后气血亏虚，血不养心，心神失养。又产后气血俱伤，脏腑皆虚，七情内结，则易挟瘀、挟痰，邪郁化火，多为本虚标实。因而治疗过程中应遵循调养心神、补益气血之法。

产后抑郁障碍的治疗，目前没有特定的方案。传统的杂环类抗抑郁药（TCAS）、单胺氧化酶抑制剂（MADIs）等易引起婴儿呕吐、腹泻、喂养困难、体质量减轻及发育迟缓等一系列不良反应；新型抗抑郁药如5-HT再摄取抑制剂（SSRIs）、5-HT和NE再摄取抑制剂（SNRIs）不良反应较传统药物有所减少，但仍有微量药物可通过乳汁，易对婴儿健康造成威胁，哺乳期慎用。心理治疗虽有一定疗效，但起效慢，治疗周期长，疗效不稳定，局限性大。物理治疗主要包括电抽搐治疗和针刺治疗。电抽搐治疗风险高，对认知损伤较大，临床较少选用。相较于以上治疗，针灸疗法更有利于母婴安全，且疗效稳定，更易于被患者接受。

二、产后抑郁障碍的针灸治疗策略

针灸治疗抑郁障碍，经临床及试验证实有切实疗效，且不影响哺乳，副作用少，能从整体出发进行双向调节，有助于身体恢复到正常状态，更易为患者及家属接受。本病在遵从抑郁障碍的常规针灸治疗思路的基础上，还须注意产后女性的多虚多瘀、气血俱虚的基本生理病理特点，务必在临床治疗中侧重益气固本，佐以理气化瘀。

高立山以"镇定六穴"为基础治疗产后抑郁，"六穴"指神门、足三里、迎香、耳神门、耳心穴、耳肺穴，配百会、内关、三阴交，先针百会穴，进针后快速捻转，得气后留针。配足三里、三阴交，施用补法，其余穴平补平泻，每日或隔日治疗1次，疗效肯定。

腹针是以"神阙布气"假说为核心的微针系统，通过刺激腹部穴位，调节脏腑失衡以治疗全身性疾病。对于本病，可以"引气归元针"为基础，取穴中脘、下脘、气海、关元，其中中脘、下脘调理后天脾胃之气，气海、关元调理先天肾气，另配气穴、气旁以解肝郁，组方思路适合产后女性多虚夹瘀的病理特性，综合疗效较为肯定。

针刺孙氏十三鬼穴亦可用于本病的治疗，其中水沟、风府等为主穴，病情严重者可配大陵、百会等。于树静等以针刺十三鬼穴为主治疗产后抑郁障碍，较对照组（口服氟西汀胶囊）不仅疗效更佳，且副作用更少，见效更快。

"耳为宗脉之所聚"，与人体经络脏腑密切相关，病理状态下可在外耳上找到相关脏腑投射点、病理反应点予以刺激和治疗。在产后抑郁障碍患者的耳廓上，神门、心、肾、肝、脾、内分泌、交感等部位均能找到较明显的阳性反应点，建议采用耳穴压豆法指导产妇频频按压，或采用皮内针法以延长刺激时间，取其积累效应，可达疏通经脉、运行气血、调节脏腑、平衡阴阳之功效。

第二节　围绝经期抑郁障碍

一、围绝经期抑郁障碍的概念及发病特点

抑郁障碍的流行病学研究表明，女性人群较男性易感，发病率明显高于男性。围绝经期是女性绝经前后的一段时期，也是女性从育龄期向老年期的过渡阶段，包括绝经过渡期、绝经和绝经后1年。该时期是女性一生中特殊的生理变更期，也是女性抑郁障碍相对高发的时期，常出现与性激素变化相关的一系列心理和躯体症状。国内外研究显示，抑郁障碍是女性在围绝经期常见的一种心境障碍。围绝经期女性抑郁障碍的发病率为23.2%~45%，并呈现日趋增长的趋势。魏宏强等人的研究结果表明，离婚或丧偶、有应激事件、伴焦虑症状、BMI超重、血清FT_3低于正常值及血清FT_4高于正常值，此6项参数指标可作为围绝经期女性发生抑郁障碍的危险因素。在此阶段发生的抑郁障碍最突出的表现是卵巢功能下降、性激素分泌减少，直接导致性功能下降、性欲减退或消失，性乐趣缺乏，对性行为感到厌恶等。并同时伴随月经紊乱、绝经。卵巢内分泌

功能的减退会反馈影响到垂体前叶、肾上腺皮质髓质、甲状腺等的内分泌功能，导致大脑皮层、边缘系统、下丘脑、自主神经系统的功能紊乱，从而出现潮热、汗出、心悸、头痛、头晕、食欲减退等症状。围绝经期抑郁障碍患者同时表现为内抑制功能的减退，表现为遇事易激惹、情绪不稳，并且多疑敏感。

本病的诊断需符合CCMD-3中抑郁障碍的诊断标准并处于围绝经期。西医临床治疗本病以抗抑郁药联合雌激素替代疗法为主要手段。它们虽在一定程度上能缓解患者症状，但存在较多副作用，安全性不佳，还易出现停药后复发的风险，存在较多局限性。国内外相关文献显示，针灸可有效改善围绝经期妇女的各种躯体不适及负面情绪，改善患者FSH、E_2等激素水平，避免口服药物带来的副作用。中医对围绝经期抑郁障碍的认识除了对郁病的病因病机的理解之外，更需要着重考虑该时期女性的特殊生理发展特性，此阶段女性恰逢七七之年，《素问·上古天真论》曰："七七任脉虚，太冲脉衰少，天癸竭，地道不通，故形坏而无子。"《素问·阴阳应象大论》载："年四十，而阴气自半也，起居衰矣。年五十，体重，耳目不聪明矣。年六十，阴痿，气大衰……"说明"七七"之年，女性肾气渐虚，冲任二脉虚衰，肝肾精血衰少，易致阴阳失调。肾虚水不涵木，肝失所养，则肝气郁结；水火不济，则心神难安，故脏腑气血失衡、功能失调而致本病。国医大师夏桂成教授的心（脑）-肾-子宫生殖轴理论认为月经节律以后天坎离八卦为动力，坎离既济，心肾相交，才能推动阴阳消长。胞宫之藏在肾、之泻在心，心肾相交，则藏泻有序，反之则心（脑）-肾-子宫轴失衡。故肾经不足、心肾不交、脑神失养是围绝经期抑郁障碍的主要病机。另有学者认为，围绝经期抑郁障碍多以肾、肝、心三脏为主，临床上多因肾水不足，水不涵木，导致肝气郁滞；或肾水不足，无法上济心火，水火不交，从而扰动心神。

二、围绝经期抑郁障碍的针灸治疗策略

结合妇女这一时期的特殊生理特点，围绝经期抑郁障碍的发病并不以某一脏某一症为显著特征，而表现为多脏腑同时患病，并交互影响，互为因果的复杂情况。但归结起来，肾虚依旧是围绝经期抑郁障碍的发病基础，肾中阴阳平衡失调为根本病因。中医治疗本病应立足全身，着眼于固护肾气、益精养血，以平衡气血阴阳，使五脏通达，神明得安。围绝经期抑郁障碍往往较其他抑郁障碍人群伴随更为复杂多样的躯体不适，临床采用针灸治疗时应关注患者的躯

体症状，以此为线索进行归经辨治，有的放矢，增强疗效。

广州中医药大学符文彬教授团队进行针刺与西药治疗围绝经期抑郁障碍的临床文献研究，该研究共纳入31个随机对照试验，共2638例患者。Meta分析结果表明，与西药比较，针刺在改善绝经相关抑郁症状、绝经生活质量方面临床疗效较西药好，在改善绝经期综合症状，调节性激素水平疗效方面与西药相当。

郑盛惠、吴云天等人采用广州中医药大学靳瑞教授"靳三针疗法"之"四神针"（前顶、后顶、双侧络却穴）治疗围绝经期抑郁障碍，与对照组（采用激素替代疗法、抗抑郁药联合应用）相比，在治愈率方面没有明显差异，但在副作用方面，治疗组明显优于对照组。

王小云等将60例围绝经期抑郁障碍患者随机分为腹针组和西药组进行治疗。腹针组取穴中脘、下脘、气海、关元、商曲（左侧）、中极治疗，采用"薄氏腹针专用针"治疗；西药组采用黛力新治疗，两组均治疗4周，随访4周。结果显示两组疗效肯定，HAMD总分均明显下降，临床疗效比较无明显差异，但腹针组随访期间疾病情况优于对照组。

秦尔奇等以穴位埋线与百忧解作为对照进行临床研究，穴位埋线取肾俞、肝俞、心俞、三阴交，每2周治疗1次，2次为1疗程。结果显示，两种方法均能有效缓解围绝经期轻中度抑郁，埋线法在缓解患者睡眠和焦虑/躯体化方面疗效明显优于百忧解，且在随访期疗效更为持久，无明显不良反应。

邢凯对240例围绝经期抑郁障碍患者采用多中心随机分为醒神解郁针法治疗组与氟西汀治疗组。针法治疗组取穴人中、间使并随症加减，针刺操作要求为：人中穴常规消毒后，医者一手捏住患者的鼻子使之不能用鼻子呼吸，另一手持毫针向鼻根部斜刺，进针深约0.5寸后快速捻转，频率约60次/分钟，持续1~2分钟，此时患者因口鼻不能通气，将会在憋不住气时用口吐出大量浊气，同时流泪哭泣。针灸治疗隔日1次；对照组口服氯西汀20mg，每天1次，两组均治疗6周。结果显示两组均有显著疗效，组间疗效差异无统计学意义。

吴红新将80例围绝经期抑郁障碍患者随机分为治疗组与对照组。对照组给予针灸加耳穴治疗，针灸取双侧心俞、肝俞、肾俞、足三里、三阴交及神庭、百会并随症加减，行平补平泻，留针30分钟，每天治疗1次。耳穴取神门、内分泌、心、肾、交感、卵巢并随症加减，用胶布将用王不留行籽贴压于耳穴，3天后取下换另一侧耳穴贴压，2次为1个疗程，疗程结束后休息1天，治疗5次为1个疗程；对照组予口服氟西汀治疗，20mg/d，两组均治疗6周。结果显示治疗组疗效明显优于对照组。该研究在一定程度上说明耳针配合普通毫针疗法对围绝经期抑郁障碍有明显疗效，但单独采用耳针治疗该病研究很少，一定程度上说明耳针在该病的治疗上更适合作为一种补充治疗方法。

女性围绝经期抑郁障碍是一种顽固性疾病，其病因复杂，且易于复发，多种疾病均会影响本病的发生发展，从目前的临床现状来看，单纯一种治疗方法疗效不稳定，临床上最好采用内外合治的综合疗法。针灸治疗女性围绝经期抑郁障碍安全经济、不良反应小且疗效肯定，其优势在于辨证施治、整体调理并且可以辅以其他治疗方法以增强疗效，在改善围绝经期抑郁症状的同时，其他伴随症状也可得到改善。临床可酌情使用针灸配合药物内服、推拿、音乐、气功等疗法综合治疗。

第三节　少年儿童期抑郁障碍

一、少年儿童期抑郁障碍的概念及发病特点

少年儿童期抑郁障碍是指在18岁之前发生的抑郁障碍。该病是少年儿童常见的精神疾病，病程长、复发率高，终生患病率可达11%~20%，严重影响患者的学业及成长。重度抑郁是少年儿童自杀的重要危险因素，也是导致青少年死亡的主要原因。儿童抑郁障碍的发病率约为2%，男女比例无明显差异。青少年抑郁障碍发病率高达15%~20%，男女比例约为1∶2，与成人基本相当。对于未成年人群而言，青春初期抑郁障碍尤为的易发、高发。

青少年时期身体发展逐渐成熟，心理发育尚不足，心理年龄与生理年龄脱节，容易产生身心发育障碍和心理不平衡。此年龄段人群发病前多受社会心理因素作用，如父母经常性争吵、父母经常采用身体暴力或言语暴力攻击、父母离异或突然丧亡，被老师、同学或其他人歧视、羞辱、恐吓或责罚，另外突发的自然灾害如地震、洪水等亦可能诱发。部分患病人群有阳性家族史，部分患儿性格内向、多疑敏感、缺乏自信心。少年儿童抑郁障碍患者表达内心抑郁体验具有相应的年龄特点，他们很少使用成人的"忧郁""苦闷""压抑"等词语，而更多的使用"心里不愉快""不高兴""没滋味"等，更有患儿问而不答，默默流泪。大部分患儿在发病后表现为精神运动性抑制，但亦有部分儿童表现为易激惹、情绪不稳定，易发怒或产生攻击行为。

在临床表现方面，少年儿童期抑郁障碍除了抑郁心境、兴趣丧失、精力减退、自我评价过低等核心心理情绪症状外，更为突出的是睡眠障碍、恶心、呕吐、厌食、便秘、腹胀、腹痛、胸闷、头痛、头晕等复杂的躯体症状。由于少年儿童在自我表达及社会经历上的欠缺与不足，本病所呈现的诸多症状易被忽视甚至被误诊为"神经性呕吐""神经性厌食"等疾病，延误治疗。

在本病的治疗方面，药物干预仍是主要方法之一，其中SSRIs类药物氟西汀因其疗效相对稳定且安全性较高而被推荐作为一线用药，另外舍曲林和西酞普兰可作为二线用药，传统TCAs类和SNRIs类药物则不被推荐。

中医学认为，人体自新生儿期到青少年期，身体处于不断生长发育的过程，无论在生理、病理、病因等方面都有其自身的特点和规律，年龄越小越显著。归纳起来，其生理特点主要表现为脏腑娇嫩，形气未充，生机蓬勃，发育迅速；其病理特点主要表现为发病容易，传变迅速，脏气清灵，易趋康复。少年儿童五脏之中，肺、脾、肾常虚，心肝则相对亢盛，五脏之气不均，阴阳常不平衡，治疗时尤其需要注意固护肺、脾、肾之气，兼以清心火、平肝气，以恢复五脏之阴阳平衡。本病病因特点主要有先天因素、外感因素、饮食内伤和意外因素，临床应注意追问病史，视不同病因酌情调整治疗方案，如先天不足需培补肝肾，有外感因素则应疏风散邪以解郁，饮食内伤者则应注意消导积滞、健脾助运，意外因素需加强心理疏导、通阳解郁。

二、少年儿童期抑郁障碍的针灸治疗策略

目前针灸介入少年儿童期抑郁障碍治疗的临床研究较少，但依据现有的文献资料，我们也能从中获得一些思路和启发。

余云进结合青少年生理发展特点，认为大部分青少年抑郁障碍的本质是少阳升发不能，气机郁结。人体的生长周期是阳气由渐盛到渐衰的过程，少阳是阳气渐开的枢纽，青少年时期对应于少阳，是阳气升发之初，是奠基人生各阶段生命活力的根本，但此时少阳之气未盛，更容易受外邪或内伤等因素的影响而出现病变。著名医家万全在《育婴家秘·五脏证治总论》中提道："肝属木，旺于春，春乃少阳之气，万物之所资以发生者也，儿之初生曰芽儿者，谓如草木之芽，受气初生，其气方盛，亦少阳之气方长而未已……"当前的社会环境下，网络与手机的过度使用对青少年群体的睡眠时间及质量造成不良影响，而子时（23时至1时）是少阳时令，长期的晚睡及低质量睡眠势必会阻碍阳气的

开阖枢，导致少阳之枢运转不利，经气流动不畅、气机郁结。此外，青少年在学业竞争压力大、长期缺乏锻炼、父母和成长环境等外在因素的影响下，情绪极易受到影响，导致体质下降，阳气不升，气机郁滞。纵观多种因素，在少阳之气初生的青少年时期，更易出现少阳枢机不利，少阳经气流动不畅而致气机郁滞，导致情志病变，形成抑郁障碍。治法上当疏通气机。亦有相关研究表明，少阳枢机对气机的调节作用至关重要，如《素问·金匮真言论》所谓："东风生于春，病在肝，俞在颈项……故春气者，病在头。"通过调节气机升降，运转枢机，方能快速起效。故基于上述观点，余云进确立了从少阳入手，运用调畅少阳经气使枢机通利的思路取穴。从颈项部选穴能调肝且行少阳经气，再结合少阳经循行过颈项的经络分布特点，选取风池、风府、天柱、完骨、翳风、天牖。操作方法：颈项部腧穴针刺时须严格掌握深度及方向，风池、天柱用0.45mm×25mm规格的毫针，风池沿鼻尖方向斜刺10~20mm，天柱直刺23mm；风府、完骨、翳风、天牖用0.30mm×25mm规格的毫针，风府向下颌方向直刺10~23mm，完骨、翳风和天牖均直刺23mm。诸穴共用可通利少阳之枢，疏导少阳经气，以助阳气生长升发，舒畅气机，调节情志。

马丙祥教授根据自身临床经验，结合患儿"肝常有余""脾常不足""肾常虚"等生理特点，指出本病的病因病机主要为肝失疏泄兼脾失健运、肾阳不足，提出疏肝解郁、运脾温阳的治疗原则。采用《伤寒论》中小柴胡汤随证加减治疗，旨在疏肝理气，透达半表半里之邪，兼顾阴阳与营卫平衡，扶正与祛邪并存，强调疏肝理气而不忘运脾助阳。同时联合针灸治疗，取五脏背俞穴及膈俞，疗效较为肯定。马丙祥教授认为青少年儿童抑郁障碍的病因病机非常复杂，属儿童情志疾病中相对难治的一类，故临床只要症状消失，便可判断病情好转。

韦卿等选取120例青少年抑郁障碍患者并随机分成观察组和对照组，每组各60例，观察组采用帕罗西汀配合针灸治疗、对照组采用帕罗西汀单药治疗，观察和比较两组患者的HAMD-17量表评分、TESS量表评分等。针灸治疗中，丰隆、百会、阳陵泉穴为一组，内关、印堂、太溪穴为一组，两组隔日交替使用，针刺上述穴位，均匀捻转、得气即止，施平补平泻，留针30分钟；于上述穴位局部涂万花油，将底径2mm、高度3mm的艾炷粘附其上，点燃艾炷，在局部皮肤潮红或患者自觉灼热疼痛时移去艾炷，每穴灸2壮。同时结合夹脊穴针刺，每周治疗1次，连续6周为1个疗程。治疗结束后进行相关评估，结果显示观察组临床痊愈率、总有效率均高于对照组，差异有统计学意义（P<0.05）。治

疗3周、治疗6周时，两组HAMD-17评分均较治疗前下降，差异有统计学意义（P<0.05）；比较TESS评分，治疗3周、治疗6周时，两组患者各项症状评分均高于同组治疗前，但观察组与同组治疗前比较，差异无统计学意义（P>0.05）；与对照组比较，差异有统计学意义（P<0.05）。由此可见针灸联合药物治疗青少年抑郁障碍效果显著；能有效降低HAMD评分，改善躯体、睡眠等各方面症状，且优于单纯盐酸帕罗西汀治疗，起到了增效作用。同时TESS评分结果显示，配合针灸干预，能明显降低西药毒副作用，利于提高服药依从性。

另外，由于青少年抑郁障碍患者大多伴随明显的躯体症状，临床应着重改善躯体症状，从调形以使神安。还应注意此类患者并非纯属实证，对冲动激惹型患儿可清泻心肝郁热，如配合耳尖放血、背部走罐等；对精神运动性迟滞患儿，应侧重扶阳解郁，可兼用艾灸，以培补阳气，开散郁结。

第四节　老年期抑郁障碍

一、老年期抑郁障碍的概念及发病特点

老年期抑郁障碍属于老年人常见的精神疾病，指的是首次发病年龄在60岁以上的抑郁障碍患者。该时期抑郁障碍有着诸多老年期的特点，其病史多能反映社会心理事件及其负性体验。在本病的诸多致病因素中，生理功能的下降和社会因素变化是最主要因素，丧偶成为重要的发病诱因。本病的流行病学特点为女性患病率高于男性，患病率随着年龄增长而增加；特殊人群（如长期居住养老院的老人、住院患者等）抑郁障碍的患病率则更高。由于其病因的复杂性和诊断标准的主观性，国内缺乏权威的大规模流行病学研究。以往研究中，关于北京、上海等大城市的社区老年期抑郁障碍相关研究相对较多。有研究指出，老年期抑郁障碍的发病率约为1%~5%。刘宏军等人曾对居住在北京的2660位老年人进行流行病学队列研究，发现受试者抑郁障碍的检出率为13.5%，发病率农村高于城市，女性高于男性。国外一项大规模的临床流行病学报告汇总了全球16项研究，共涉及两万余人，结果表明重度老年抑郁障碍的发病率平均在1.8%左右，而初级医疗机构接诊期间，老年期抑郁障碍易出现漏诊，约有16%的患者未被识别和诊断。

临床观察可以发现，该人群自卑观念突出，尤其觉得老了无用，沮丧苦

闷，且孤独感突出，常常黯然神伤，独自流泪。多疑敏感突出亦是老年期抑郁障碍患者的重要表现，这些患者常常觉得被他人厌嫌，认为他人觉得自己"老不死""累赘"，甚至出现迫害妄想，并且情绪不稳定、易激惹，常因小事而言行激越。与此同时，老年期抑郁障碍多伴随认知功能障碍，特别是记忆力、注意力障碍突出。在躯体症状上的表现尤为突出，如失眠多梦、早醒、疲乏、纳差、心慌、气短、腹部不适、便秘、周身不适等，患者突出的躯体不适常常掩盖其主要的抑郁心境，易致漏诊或误诊。虽然，老年中轻度抑郁障碍较为常见，但该病的危害性也不容忽视，如果不能及时诊治，易导致患者生活质量下降、增加罹患心身疾病（如：心脑血管病）的风险和死亡风险。另外，老年人抑郁发作的临床症状有时不太典型，问诊常以认知功能的损害和躯体不适症状作为主诉。除典型症状外，还会出现意志活动减退和疑病症状，严重者甚至产生自杀观念和行为。该类患者常出现额叶受损的表现（记忆、分析、判断等能力失常），这类执行功能障碍出现后，他们通常会对活动缺乏兴趣，产生严重的精神运动性抑制，并且会出现对抗抑郁药治疗不敏感或者疗效不稳定。研究表明，越晚发作且存在血管性危险因素的抑郁障碍患者额叶功能受损越严重，精神运动性抑制也更明显，这类患者更易出现劳动能力的丧失。

目前西医学对老年期抑郁障碍的治疗仍以药物为主，配合心理治疗或其他疗法。但必须注意的是，抗抑郁药在应用于老年患者时，起效时间通常是年轻人的两倍，一般情况下用药6~9周后才能发挥明显的抗抑郁作用，且需要在最初的4周密切关注患者对于药物的反应。并且，由于老年患者本身肝肾代谢功能降低，导致对精神类药物的耐受性下降，易于并发药物不良反应，造成疾病的难治化。

中医方面，老年人的生理和病理特点决定了老年抑郁障碍的病机特点。通常而言，老年人在生理上具有五脏渐衰、易感外邪、易伤七情和易生积滞等特点。该年龄段的人群或因阳气衰减，或因他病耗损阳气，致使阳气不足，无力温振鼓舞神机，导致神机衰惫。病理上易表现为虚中夹实，多痰多瘀，且易于传变、阴阳易竭。本病的病机核心主要为虚实夹杂和痰瘀阻滞，以虚为本，以痰瘀之邪为标，其虚是以肾气亏虚为主的多脏虚衰。

《医方集解》载："人之精与志皆藏于肾，肾精不足则志气衰，不能上通于心，故迷惑善忘也。"肾主骨生髓，滋充脑髓，以养元神，脑为髓之海。人至老年，肝肾渐衰，精血难复，肾精不足，不能化髓充脑，神明失养，神机运转不利，脑功能得不到正常发挥则"脑转耳鸣，胫酸眩冒，目无所见，懈怠安卧"而表现为心境低落、思维迟钝、精神萎靡、精力减退、疲乏、失眠或嗜睡、记忆力减退等老年期抑郁障碍的表现。且人至老年，脏气日渐虚衰，气血呆钝，脾失健运，若再患此病，则气机更为不利，气能行血化津，气机不利，则可进一步形成或加重痰浊或血瘀。本病的中医治疗应注意培元固本，扶阳解郁，兼以化痰逐瘀。

二、老年期抑郁障碍的针灸治疗策略

目前针对老年抑郁障碍的针灸临床研究报道较为有限，并且多采用针刺结合其他方法治疗本病，干预方法还值得进一步探索和优化。

黄娟等对30例心脾两虚型轻、中度老年期抑郁障碍患者（均未使用抗抑郁药物或停药2周以上）采用毫针刺法配合音乐疗法进行干预。针刺取穴：百会、四神聪、神门、太冲为主穴，配合足三里、内关、脾俞、心俞；其中百会、四神聪、脾俞、心俞行平补平泻手法，神门、足三里、内关行补法，太冲行泻法。同时可行震颤法、循法等手法，以激发针感，得气后留针30分钟。每周治疗3次，每次30分钟，4周为1个疗程，连续治疗6个疗程。音乐疗法：选取角音和宫音乐曲，如《江南好》《二泉映月》《高山流水》等；音乐治疗于每天上午8点~10点进行，先给患者描述歌曲创作背景及思想内容，引导患者进入意境以增加疗效，选择较舒适的环境，音量控制在40~50分贝，每次治疗30分钟，25次为1个疗程。最终以HAMD量表评估疗效，结果显示，治疗后各疗程临床症状均有明显改善（均P<0.05），差异有统计学意义。在第4个疗程后，特别是在第6个疗程后，HAMD量表评分明显降低，显示治疗疗程越长，临床症状改善越明显。

凌宇等人观察整合针灸方案治疗中老年抑郁患者的临床疗效，取百会、印堂、水沟、内关（双侧）、合谷（双侧）、太冲（双侧），针刺手法采用均匀提插捻转，直至得气，腹针取中脘、下脘、气海、关元，不要求得气，常规留针30分钟。并艾灸膈俞、胆俞。对照组采用常规口服西药盐酸帕罗西汀，每次20mg，1次/日，连服8周。研究结果显示，整合针灸方案与西药治疗方案在改善中老年抑郁患者的症状方面效果接近，而在改善生活质量方面，整合针灸方案则更有优势。

王学义等研究电针刺激百会、印堂联合小剂量帕罗西汀治疗老年期抑郁障碍的临床疗效，对照组进行常规抗抑郁药治疗。结论为电针结合小剂量西药治疗老年期抑郁障碍疗效更明显，并且副作用小。吴文忠采用电针结合耳穴治疗老年期抑郁障碍，针刺取穴百会、印堂、合谷（双侧）、太冲（双侧）、太溪（双侧）、三阴交（双侧）。手法采用平补平泻法，百会、印堂两穴针刺后连接电针，选择低频连续波，结合耳穴神门、心、皮质下、交感、肾等，每次选单侧2~3个耳穴行耳穴贴压，总有效率为92%。

张力旋采用电项针安眠、翳明作为干预措施，与传统的电针百会、印堂及口服西药百优解进行对照研究，其中电项针组：选用0.30×40mm规格的毫针，患者取俯卧位，常规消毒后，针刺双侧安眠、翳明，徐徐进针，直刺深度约1寸，施平补平泻法，针刺得气后，将两组电针导线正极连接安眠穴，负极连接对侧翳明穴，采用2Hz连续波，脉冲电流强度以患者能接受为度，留针30分钟。隔日治疗1次，连续治疗4周，共治疗14次。结果显示电项针组在HAMD评分的总减分值、躯体症状项目分值、睡眠症状项目分值等方面均显示出较强的优势。该研究认为本病的中医发病特点为老年人肾精不足，髓海空虚，脑神失养，出现情绪低落、悲观失望、意志减退等脑神功能低下的症状，而针灸头部腧穴可改善脑部血运以达到怡神醒脑的作用。治疗中选用安眠穴和翳明穴，两者均为经外奇穴，并且两者均有治疗神志疾病的作用。安眠穴顾名思义，为治疗失眠之经验要穴，不仅可以缓解多数老年抑郁障碍患者存在的失眠问题，还可以养心安神。翳明穴作为治疗目系疾病的要穴，可使眼目清明，亦可使神识清明，两穴配合在治疗中起到多重作用，在多种机制下共同调节抑郁状态。

第五节 卒中后抑郁

一、卒中后抑郁的概念及发病特点

卒中后抑郁障碍（post-stroke depression，PSD）是指卒中后引发的抑郁障碍，属于继发性抑郁障碍的一种，是脑卒中最常见的并发症之一。其诊断有两个要素：首先，以卒中病史为前提，其次，符合抑郁障碍诊断标准。本病作为卒中的伴发症状严重影响着患者的康复质量。其发病率也呈现逐年上升的趋势。本病的发生并非单一因素所致，而与卒中前患者个性、认知功能、卒中部位、神经功能缺损、躯体疾病、卒中病程和不良的社会、家庭、心理等多种因素相关。就生理病理因素而言，本病的发生存在一定的解剖学基础，通常情况下，左侧大脑半球是人类的优势半球，是情感中枢所在，故左侧半球卒中相较于右侧更易发生抑郁障碍。颅前部病变发生抑郁障碍的概率要高于颅后部病变。卒中发生于左半球、额颞叶、基底节区、非腔梗性的患者较右半球、非额颞叶、腔梗及单发性卒中的患者更容易出现 PSD。小脑、脑干和其他部位病变与本病的关系不明显。额叶与认知、记忆、情感、注意力、思维等精神活动相关，故额叶卒中更易发生抑郁。并且神经功能缺损越严重，发生 PSD 的风险就越高。

PSD 建立在卒中的病机基础之上，卒中后抑郁障碍属中医学"中风"和"郁证"合病的范畴，其发病既具郁证之情志不舒、气机不畅的特点，又与中风之脑窍闭阻、脏腑功能失调有关，故病机较为复杂。本病为因病而郁，中风在前，抑郁在后，脑髓失养、阳虚、肾精亏虚是本病发生的根本因素。

《灵枢·本神》曰："肾藏精，精舍志，肾气虚则厥，实则胀，五脏不安。"指出肾精亏虚可致诸脏不安。《内经博义》中记载："肾者主蛰，封藏之本，精之处也……精以养神，神藏于精。"说明肾能化生先天之精，藏精生髓，其所化生之精髓为神的物质基础，是神志活动的源泉，肾精充则髓海得养，脑神健全，若肾精亏虚，则髓海空虚，脑髓失充，则出现意志消退、懒怠安卧、记忆力减退、腰膝酸软等表现。李时珍《本草纲目》曰"脑为元神之府"，《金匮玉函经》卷一《论治总则》曰："头者，身之元首，人神所注。"中医学认为脑为元神之府，精髓之海，由髓汇集而成，脑的正常功能活动有赖于其维持和濡养，是精神活动的枢纽。脑髓充盛则神思灵敏、思维清晰、记忆力强、情志正常，若脑之功能异常、脑髓失充、脑窍失养则会出现反应迟钝、思维混乱、意识模糊、精神萎靡、记忆力减退等精神病理症状。卒中人群出现抑郁相关病症便是基于上述原因。另外，本病的发生还与肝气不舒、阳气亏虚、肾精不足密切相关。

PSD 患者大多为中老年患者，阳气渐衰，整体表现以"抑制低下""不动"为特点，而中医强调"阳主动"，阳盛则神充，阳虚则神衰，张景岳也认为"阳主神也"。人以阳气为本，其各种功能活动都与阳气的推动、鼓舞密切相关，阳气充沛则精神慧爽、气机通畅、充满活力、机体得温，若阳气虚则气血运行推动不足，机体失去温养，产热不足而见郁郁寡欢、情绪低落、精神萎靡、神疲乏力、机体麻木、发凉失温等抑郁的表现。故阳衰神虚是卒中后抑郁的基本病机。

二、卒中后抑郁的针灸治疗策略

基于本病发生发展的基本特点，针灸治疗着重以填精益髓、濡养脑窍、振奋阳气、通督治郁为基础来达到治疗目的。如施静以"升阳通督"针法治疗本病，取穴神庭、上星、百会、大椎、命门、膈俞、肝俞、脾俞、肾俞、关元俞等，以通督扶阳、充脑益髓、开关利窍为方法，取督脉及膀胱经穴位，配合内关、太冲、神门、劳宫等穴以开窍解郁。PSD患者大多为中老年患者，而脑之髓海渐虚、肾精渐亏、阳气日渐衰减，而见脑髓失充、机体失养、阳气不足之中风后抑郁，患者表现为记忆力减退、反应迟钝、联想困难、肢体偏瘫、身体麻木发凉、活动减少等症状，而督脉具有养脑益髓、转输肾精、督管全身阳经运行的作用，通过针刺督脉之经穴可以调节督脉经气从而调节脏腑功能活动，以达到振奋阳气、安神安志、通督治郁的作用。足太阳膀胱经从巅入络脑，直接与大脑相连接，且第1侧线的背俞穴与脏腑功能密切相关，为脏腑经气输注汇聚之处，通过针刺背俞穴可以振奋阳气，调和疏通脑髓血脉，调节脏腑功能，故同时取用膀胱经穴位。

本病应重视头皮针的应用，沈琴等采用头部矩阵针法治疗PSD，针刺主穴为四神聪，双侧风池，双侧头颞穴（太阳穴后1寸与耳尖平行处）。对照组接受常规头针治疗，取穴为额状缝线、冠状缝线、矢状缝线。结果治疗组抗抑郁效果优于对照组。四神聪、智三针（双侧本神、神庭）等都可作为主穴治疗本病。

鲍超等用健脑调神法治疗PSD。选穴：大椎、四神聪、上星、鸠尾、悬钟。操作：大椎呈75°角进针0.8~1.2寸，得气后行提插捻转2分钟，不留针；四神聪分别向百会平刺0.8~1寸，得气后捻转1分钟，令针感向巅顶部汇聚，留针30分钟；上星平刺进针0.8~1寸，向后透刺囟会，得气后捻转1分钟，令针感向头顶部放射，留针30分钟；鸠尾斜向下刺入0.5~1寸，得气后捻转1分钟，留针30分钟；悬钟进针0.8~1.5寸，得气后行提插捻转1分钟，令针感向上传导，留针30分钟。每日1次，每周治疗6次，连续治疗4周。结果表明，该方法对PSD具有良好效果，HAMD量表评分的积分显著降低；经健脑调神法治疗后患者的临床神经功能缺损程度积分也显著降低。相关性分析显示抑郁症状的改善对患者神经功能的康复有良好的促进作用，而神经功能的康复反过来又有助于抑郁症状的改善。

蒋振亚等采用"天谷八阵穴"治疗30例PSD患者，总有效率达86.7%，"天谷"即百会穴，"天谷八阵"是以百会为中心，以百会旁开1寸、2寸、3寸为半径画圆所形成的八阵穴，每个圆周均匀地取8个穴位，穴与穴之间等距，从内向外依次为内、中、外3组八阵穴。该组穴贯穿多经多穴，于此施术一方面可醒脑开窍，促进神经功能恢复，另一方面可调神解郁，平衡脑内阴阳气血之逆乱。

艾灸疗法治疗PSD疗效显著，不仅能改善患者的抑郁症状，而且能促进患者神经功能康复，提高其生活质量。万国强等采用热敏灸疗法，取百会、大椎、至阳、心俞、肾俞、内关、足三里等穴位周围进行艾灸，先行回旋灸温通气血，然后以雀啄灸加强敏化，后循经灸以激发经气，最后在热敏化的腧穴施温和灸疏通经络。与口服盐酸氟西汀的西药对照组比较，两组在治疗2周、4周后，治疗组HAMD评分、神经功能缺损评分均明显低于对照组，有显著性差异（P<0.05）。

冯勇等比较薄氏腹针与普通针刺治疗PSD的疗效差异。腹针组取穴：中脘、下脘、关元、气海、外陵、滑肉门，与患侧的上风湿点、上风湿外点、下风湿点及下风湿下点；常规针刺组取穴：神庭、百会，患侧的肩髃、曲池、合谷、髀关及足三里，双侧内关与三阴交。治疗4周后，两组HAMD评分及NDS评分均有不同程度的下降，且腹针的治疗不适感少于普通针刺，患者依从性更高。

十三鬼穴治疗神志病的作用机制可归结为平衡阴阳、调理气血、开窍醒神、宁心安神等方面。有研究以"孙真人十三鬼穴"为主治疗PSD，以人中、承浆、风府为主穴，肝气郁结证加申脉、上星，气郁化火证加劳宫、曲池，忧郁伤神证加大陵、上星，心脾两虚证加隐白、大陵，阴虚火旺证加申脉、劳宫。治疗结果与药物对照组相比，总有效率更高，值得临床借鉴。

第一节　精神调养

　　精神心理的调理，对于抑郁障碍患者来说是非常重要的。首先，患者要积极地面对生活和困难，尤其要认识到困难挫折中的积极因素，弱化消极因素。从悲忧情绪中解脱出来。其次，患者要善于走出思虑的困境。当思绪遇到障碍，无法"想通"的时候，要学会转换视角思考，或者从积极面思考，防止思虑过度。长期过度的悲恐忧虑，极易产生抑郁情绪。适当及时地调摄精神，可以避免抑郁情绪的产生和/或发作。总体来说，防止七情五志的过度和过极，是至关重要的，尤其是悲、恐、忧、思等负性情志。

　　这里介绍的"移情易性"法，也称"移精变气"法。"移情"是指通过排遣情思，改易心志，从而分散患者对疾病的注意力，使思想焦点从疾病本身转移至他处，或改变周围环境，使患者不与不良刺激因素接触；或改变患者内心焦虑的指向性，使其从某种情感纠葛中解放出来，转移于另外的人或物上。"易性"是通过学习、交谈等活动，排除患者内心的杂念，或改变其错误的认知与不良情绪，或改变其不健康的生活习惯与思想情操。

　　中医学认为"失志不遂之病，非排遣性情不可"，"虑投其所好以移之，则病自愈"（清代魏之琇《续名医类案》）。叶天士门人华岫云在《临证指南医案》中批注道"情志之郁，由于隐情曲意不伸……郁症全在病者能移情易性。"张杲在《医说》中亦言："若非宽缓情意，改易心志，则虽金丹大药，亦不能已。盖病出于五内，无有已期，药力不可及也。法当令病者存想以摄心，抑情以养性。

移情易性的方法有很多，如图书、音乐、戏剧、舞蹈、书法、绘画、赋诗、填词、唱歌、雕塑、种花、垂钓、旅游、摄影等活动，皆能培养情趣、陶冶性情、寄托思想、转移情志、驱除烦恼、调神祛病。移情易性法，适用范围很广，在临证时应根据患者的不同病症、心理、环境、条件等情况，采取不同的措施，灵活运用。

第二节　起居调养

一、顺应四时，起居有常

顺应四时是养生保健的第一大法，天地四时，阴阳消长，自有其规律，我们不论饮食、起居、情志、练功等都要"和于阴阳，调于四时"，才能使人体生理节律彼此协调，并与四时变化的节律同步。《内经》开篇即讲道："上古之人，其知道者，法于阴阳，和于术数，食饮有节，起居有常，不妄作劳，故能形与神俱，而尽终其天年，度百岁乃去。"提示我们懂得养生之道者，能取法于天地阴阳，遵循养生的方法和技术，饮食有节制，作息有常规，操劳有度，所以形体与精神相协调，能尽享自然寿命。顺应四时气候之变化，调摄精神，使人体适应自然界生长收藏规律，就可以达到养生保健防病的目的。

首先，起居顺应四时。一年四季有春温、夏热、秋凉、冬寒的特点，人们在四季不同的气候条件下生活，应当顺应自然界的变化，适当调节自己的作息时间。《素问·四气调神大论》指出："春三月……夜卧早起，广步于庭，被发缓形，以使志生，""夏三月……夜卧早起，无厌于日，使志无怒，""秋三月……早卧早起，与鸡俱兴，使志安宁，以缓秋刑，""冬三月……早卧晚起，必待日光，使志若伏若匿，若有私意，若已有得。"把握时间、季节的规律，顺应四时，调整作息实乃养生护体第一步。

其次，饮食应顺应四时。唐代孙思邈《备急千金方要方》说道："春省酸增甘养脾气，夏省苦增辛养肺气，长夏省甘增咸以养肾气，秋省辛增酸养肝气，冬省咸增苦以养心气。"此外，四时食物的选择还要注意食物寒、热、温、凉四性与脏腑的关系。元代忽思慧在《饮膳正要》说："春气温，宜多食麦以凉之；夏气热，宜食菽以寒之；秋气燥，宜食麻以润之；冬气寒，宜食黍，以热性治其寒。"四时食物的选择要注意通过食物的性味和身体状况的阴阳偏盛来调配食物。

第三，人的精神活动要顺应四时气候的变化。情志顺应四时的思想最早见于《内经》，如《灵枢·本神》说："故智者之养生也，必顺四时而适寒暑，和喜怒而安居处，节阴阳而调刚柔，如是则僻邪不至，长生久视。"春三月是生发季节，天地气生，万物荣茂，情志要内守，不能动怒，要有"生而勿杀，予而勿夺，赏而勿罚"的精神状态，思想形体要舒坦自然、放松、活泼、充满生机，以"使志生"。夏三月是繁荣季节，天地气交，万物华实，情志要喜悦，切勿急躁发怒，"若所爱在外"，这样才能精神愉快，情志舒畅，"使志无怒"。秋季三月天高气爽，季节宜人。但气候渐转干燥，日照减少，气温渐降，尤其深秋之时，草叶枯落，花木凋零，常在一些人心中引起凄凉、垂暮之感，产生忧郁、烦躁等情绪变化。故秋天要求人们要保持神志安宁，减缓秋季肃杀之气对人体的影响，只有"收敛神气"，才能使"志安宁"。冬三月是蛰藏季节，情志更要安静、内蓄，达到"若有私意，若已有得"的精神状态，以"使志若伏若匿"。

最后，运动锻炼也要顺应四时。中医强调运动健身是在"天人合一"的整体观指导下进行的。在四季当中，也要按照时令节气的阴阳变化规律，选择相应的运动健身方法进行锻炼。同样要符合"春夏养阳，秋冬养阴"的原则，遵循春生、夏长、秋收、冬藏的物候规律。春季继于寒冬之后，人体脏腑的阳气有不同程度的下降，应适当加强锻炼，运动地点应为空气新鲜之处，如公园、广场、庭院等地，可选择球类、跑步、打拳、做操等，形式不拘，取己所好，尽量多活动，以适应春季阳气升发之性，符合"春夏养阳"的要求。夏季由于气温高，湿度大，运动锻炼最好在清晨或傍晚较凉爽时进行，锻炼项目以散步、慢跑、太极拳、广播操、游泳、旅游、垂钓等为好，不宜做过分剧烈的运动，以免大汗淋漓，损伤阳气。秋季是运动锻炼的好时节，可根据个人的具体情况选择不同的锻炼项目。例如，野外锻炼可选择旅游登高，使阴精阳气都处在收敛内养的状态，以达到保肺强身之功效。冬季气温低、气压相对升高，因此要做好必要的准备活动，避免着凉。避免在大风、大寒、大雪、大雾及空气污染的地方运动健身。可选择适合自己的项目进行室内锻炼，使气血经脉通畅，阴阳平衡，为下一年身体健康打下坚实的基础。

二、趋热避寒，趋阳避阴

抑郁障碍患者多为在气郁质的体质基础上，负面情绪过度所致，患者多伴有畏冷怕寒、喜温喜暖等症状，总体呈现出阴盛阳虚的特点。另一方面，寒性凝滞，寒主收引，寒冷刺激可以引发和加重经脉气血的不畅，遏制体内阳气正常的生发和运行。生活在寒冷地域的人抑郁障碍的患病率较高，也印证了这一点。因此，抑郁障碍患者应该适寒温，避免长时间生活在寒冷、阴暗的环境中，而应该多在开阔的户外活动，尤其是在冬季，适当增加接触阳光的时间，充足的阳光有助于机体分泌5-HT，缓解抑郁。尽量避免长时间置身于阴暗不见阳光的空间里工作、生活，诸如地下车库、档案室、仓库等。

第三节　饮食调养

食疗，又称食治，是在中医理论的指导下，利用食物来影响身体各方面的功能，从而获得健康或预防疾病的一种方法。中医食疗以阴阳五行学说为指导，强调以五脏为中心，认为食物的性能和中药的性能一致，也包括四气、五味、升降浮沉等。《内经》总结了春秋战国以前的食疗经验，提出了较为系统的食疗学理论，是中医食疗理论的奠基之作，包含食药一体的营养观、天人相应的整体食疗观、调理阴阳的营养观、辨证施膳以及食疗宜忌等内容。唐代医家孙思邈最早正式提出食疗的概念，《备急千金要方》《千金翼方》分别立有《食治》专篇与《养老食方》专篇。中医食疗具有药性平缓，副作用小，制作服用方便的特点，适用于每日服用、长期服用，对于改善患者体质有良好作用。中医食疗通过每日的饮食，从根本上改善和调节患者的体质，而且添加到食物中的药物可以起到治疗疾病的作用，最终达到预防和治疗疾病的目的。食疗不仅是中医诊疗手段的一部分，更可以形成一种日常调养方式融入患者生活之中，尤其适合慢性疾病患者的长期治疗。

抑郁障碍作为一种慢性身心共患病非常适合应用中医理论"辨证施食"来治疗，目前亦逐渐被人们所重视。在应用药物治疗抑郁障碍时，配合中医辨证施食，可以达到"增效减毒"的作用。对于有抑郁倾向的患者，运用中医食疗可以起到早期治疗的作用，防止抑郁障碍的渐进性发展。对于曾患过抑郁障碍的人群，运用中医食疗可以有效防止抑郁障碍复发。对于抑郁障碍恢复期的患者，运用食疗，可以加速抗抑郁药的撤离，减少后遗症。中医辨证施食很有希望弥补现有中西医治疗抑郁障碍的不足，本病的辨证施食建议如下。

一、肝气郁结证

（1）临床表现：精神抑郁，情绪不宁，寡欢少言，委屈欲哭，善太息，喜静恶声，悲观厌世，难以入睡或早醒。伴有胸部满闷，胁肋胀痛，痛无定处，脘闷嗳气，不思饮食，腹胀腹满，大便不调。舌质淡红，苔薄白或薄腻，脉弦。

（2）证机概要：情志内伤，肝失疏泄，气机不畅，脾胃失和。

（3）施食原则：疏肝解郁，理气畅中。

（4）食疗方推荐

①玫瑰参茶：选用玫瑰花、西洋参、薄荷、冰糖适量。前味用过滤袋装好，放入茶杯内，开水浸泡数分钟后即可饮用，不拘时服。玫瑰花味甘微苦，性温，归肝、脾经，具有行气解郁，疏肝和胃之效，可用于治疗肝郁气滞导致的胸胁、脘腹胀满疼痛；西洋参滋养肺胃、益气生津、养阴清热；薄荷性味辛凉，归肺、肝经，能疏解肝经郁气，现代药理研究其所含挥发油为薄荷油，可兴奋中枢神经，使皮肤毛细血管扩张，进而使心情舒畅。三药合用，共奏疏肝解郁、理气畅中、行气散郁之功，对肝郁气滞、肝胃不和的抑郁障碍颇为有效。

②木香饮：选用木香适量，用温开水磨浓汁，入热酒调服。木香，味辛苦，性温，归脾、胃、大肠、胆经，长于行气调中止痛，《日华子本草》记载木香可"治心腹一切气"，《本草纲目》云"木香乃三焦气分之药，能升降诸气"。加入热酒服用，可助药力，加强木香行气之功。木香饮对于肝郁气滞导致的精神抑郁、善太息、脘腹痞满、胸胁胀痛等症有较好疗效。

③柴郁莲子粥：选用柴胡、郁金、莲子（去心）、粳米，白糖适量。将柴胡、郁金加适量清水煎煮，去渣，加入莲子、粳米煮粥，等粥熟时，加入白糖调味即成。柴胡味苦辛，性微寒，能条达肝气而疏肝解郁，用以治疗情志不舒、肝郁气滞、胸腹胁肋胀痛诸症。郁金归心、肝、胆经，行气解郁、活血止痛，有疏解肝气郁结之功，《本草备要》记载其可"行气，解郁……凉心热，散肝郁"。此粥疏肝解郁，活血行气，用以治疗肝郁气滞之抑郁障碍。

二、血行郁滞证

（1）临床表现：精神抑郁，情绪消沉，性情烦躁不安，坐卧不宁，思维迟钝，动作迟缓，失眠，夜不能寐或多梦，健忘。伴有面色晦暗，胸胁满闷，或胀痛，或刺痛，痛有定处，头晕目眩，或身体时有冷感或发热感。舌质暗，或青紫，或有瘀点瘀斑，或舌下脉络青紫，苔白或白腻，脉沉弦或细涩。

（2）证机概要：肝失疏泄，气机郁结日久，气病及血，血行滞塞。

（3）施食原则：活血化瘀、理气解郁。

（4）食疗方推荐

①丹参佛手汤：选用核桃仁5个，佛手片6g，白糖10g，丹参15g。将丹参、佛手煎汤，白糖、核桃仁捣烂成泥，加入丹参佛手汤中，用小火煎煮数分钟即可食用，每日食用两次，连服数天。本方丹参味苦，性微寒，归心、肝经，能通行诸脉，功善活血化瘀，养血安神，《本草纲目》记载其能"活血，通心包络"，《日华子本草》曰"养神定志，通利关脉"。佛手味辛苦，性温，芳香理气，善于疏肝和中，《本草再新》载其能"治气舒肝"，《本经逢原》载其能"专破滞气"，与丹参相伍，使血行通畅，气机舒展。核桃仁性温味甘，具有补肾、温肺、润肠的功效。三者合用，共奏舒肝解郁，除烦安神之功。

②川芎茶：选用川芎、茶叶，水煎取汁，代茶饮。本方川芎味辛，性温，芳香走窜，为活血行气、祛风止痛之要药，也是行气解郁的佳品，对肝郁血瘀之证尤为适宜，《本草纲目》载其"血中气药也，肝苦急以辛补之……辛以散之，故气郁者宜之。"茶叶性寒味苦、善清利头目，与川芎合用，寒温和调，升降相济，使川芎辛温而不燥烈，升散而不损伤，共奏活血行气、祛风止痛之效。

③玫瑰膏：选用鲜玫瑰花、红糖，将玫瑰花去净心、蒂，以花瓣放入砂锅内煎取浓汁，过滤去渣，文火浓缩后，加入红糖，再炼为稠膏，早、晚各用开水冲服。本方中玫瑰花味辛甘为阳，性温而不燥，既能舒肝解郁、理气和胃，又可化瘀止痛，行血调经，以红糖制膏，助玫瑰花活血化瘀之力，且清香甘甜，共行疏肝解郁，活血行气止痛之效。

三、痰气郁结证

（1）临床表现：精神抑郁，表情淡漠，郁郁寡欢，沉默痴呆，语出无序，精神恍惚，反应迟钝，寡语少动。伴有头晕目眩，头重如裹，胸部闷塞，胁肋胀满，咽中如有物梗阻，吞之不下，吐之不出，或咳痰质黏，嗳气呕恶，口腻纳呆，不思饮食。舌质淡，或有齿痕，苔白或白腻，脉弦滑。

（2）证机概要：肝郁乘脾，水湿内停，凝聚为痰，痰气胶结。

（3）施食原则：行气开郁，化痰散结。

（4）食疗方推荐

①梅橘汤：选用梅花10g，橘饼1个，煮汤，候温即食。梅花性平，味甘，气香，功能疏肝解郁，理气和胃，兼利肺气，化痰浊，可用于精神抑郁，沉默寡言，咽中如有炙脔之证。橘饼性温，味辛甘，既能理气宽中，又可下气化痰。橘饼主要成分为橘皮，其苦、平，入肺、脾经，有较好的行气健胃作用，《本草拾遗》载陈皮"去气，调中"，因其味苦，故也有燥湿化痰之功。两者合用，共奏疏肝行气，理脾和胃，化痰利咽之功。

②橘朴茶：选用橘络、厚朴、党参、红茶，共制粗末，放入茶杯中用沸水冲泡数分钟，不拘时服。橘络味淡微苦，性平微温，入肝、脾经，《本草纲目拾遗》曰橘络专能"通经络滞气，驱皮里膜外积痰"，具有理气、通络、化痰之功；厚朴苦辛，性温，入脾、胃、肺经，既可温中行气降逆，又能健脾燥湿化痰，红茶温中暖胃，散寒除湿；党参健脾益胃，取"见肝之病，则知肝当传于脾，故先实脾气"之义。本方组方严谨合理，可用于梅核气的治疗，适用于抑郁障碍患者症见郁郁寡欢，咽中如有物梗阻，吞之不下，吐之不出等。

③荔枝香附桔梗饮：选用荔枝核、香附、桔梗，将上三味研成细末，混合后装入瓷瓶密封保存，每次以黄酒适量送服，每日食用1次。荔枝核归肝、胃经，理气止痛，行散滞气；香附味辛，性微苦微甘，具有疏肝理气，调经止痛之功，《本草纲目》明言其可"利三焦，解六郁……为气病之总司"，《本草正义》亦云"香附辛味甚烈，香气颇浓，皆以气用事，故专治气结为病"；桔梗功能开宣肺气而利胸膈咽喉，并具有较好的祛痰功效。上三味合用，共奏疏肝理气化痰之功，可用于痰气胶结之梅核气患者。

四、气滞食郁证

（1）临床表现：情绪抑郁，唉声叹气，多愁善感，悲观厌世，入睡困难或早醒易惊，记忆力减退。伴有胸闷，脘腹痞满，时有嗳气，饮食不消，泛恶欲吐，身倦肢懒。舌淡红，苔薄白，脉弦滑。

（2）证机概要：肝气郁结，乘侮脾土，脾胃气滞，饮食不消。

（3）施食原则：抑肝扶脾，理气解郁消食。

（4）食疗方推荐

①麦芽山楂饮：选用炒麦芽、炒山楂，红糖适量。取炒麦芽、炒山楂加水1碗煎煮后取汁，加入红糖调味即可，饭前、饭后均可饮用。炒麦芽为甘平之

品，归脾、胃经，善消面食，主治饮食积滞不消，食少纳呆，脘腹胀满。除此之外，麦芽入肝经，有疏肝的功效，可用于肝郁气滞或肝胃不和之证。山楂酸甘，微温，亦归脾、胃、肝经，可解肉食油腻，行积滞。二药合用，消食化滞、健脾开胃，既消食又开胃，又味酸甜美，用于食郁效果尤佳。

②枳壳砂仁粥：选用炒枳壳、砂仁、粳米等。先将砂仁研成细末，炒枳壳、粳米熬煮成粥，粥成加入砂仁末稍煮即成。砂仁含有挥发油，不宜久煎。枳壳归脾、胃、大肠经，善于行气，宽中除胀，可用于食积停滞、饮食不消所致脘腹胀满，嗳腐气臭等症。砂仁气味芳香，入脾、胃经，有行气宽中、温中化湿、开胃健脾消食之效，是治疗脾虚湿困，气机阻滞所致脘腹胀痛、食欲不振的佳品，《本草纲目》记载"砂仁补肺醒脾，益肾养胃，理元气，通滞气，散寒饮胀痞，噎膈呕吐"。砂仁、枳壳与粳米合而为粥，具有性温而不燥烈，行气而不破气的特点，适用于食郁病的治疗。

③乌药槟榔生姜粥：选用乌药、槟榔、生姜、粳米。将乌药、槟榔用纱布袋装好扎口，煎煮半小时后去掉药袋，加入生姜、粳米煮粥，粥熟即食。乌药辛散温通，气雄走窜，长于行气止痛，顺气降逆。槟榔苦辛微温，归脾、胃、大肠经，行气消积利水，可用于食积气滞，腹胀便秘等症，《名医别录》云其可"主消谷逐水"，《药性论》记载其可"宣利五脏六腑壅滞，破坚满气"。生姜辛温之品，入肺、脾、胃经，除有发汗解表、散寒止咳的作用外，还有健胃理气、降逆止呕之功，现代研究发现生姜煎液能使消化液的分泌增加，并能抑制肠道异常发酵，使肠张力、节律及蠕动增加，可用于积气的排出与缓解肠胀气引起的疼痛。上药合用，可用于抑郁障碍饮食不消，腹胀痞满，泛恶欲吐之症。

五、心神惑乱证

（1）临床表现：精神恍惚，心神不宁，懊恼欲死，多疑易惊，悲忧善哭，心悸怔忡，喜怒无常，难以入寐或早醒易惊，多梦，或时时欠伸，或手舞足蹈，骂詈喊叫。伴有手心汗出，五心烦热，口干咽燥。舌质淡或红，苔薄白或少苔少津，脉弦细或兼数。

（2）证机概要：情志内伤，肝气郁结，暗耗心血，虚烦内生，心神失养。

（3）施食原则：甘润缓急，养心安神。

（4）食疗方推荐

①小麦红枣粥：选用小麦、粳米、红枣、桂圆肉、白糖适量。先将小麦淘

洗干净浸泡，粳米、红枣洗净，桂圆肉切成细丁，同放入砂锅内共煮成粥，粥成加入白糖。每日服用2次，趁温热食用。小麦性味甘、凉，养心益肾，除烦热。红枣甘温，归脾、胃经，养血安神，补益脾气。粳米性味甘平，滋阴润肺，健脾和胃。桂圆肉甘温，归心、脾经，补心脾，益气血，《日用本草》载其"益智宁心"。本方红枣、白糖共用取甘麦大枣汤的"甘润缓急"之义。诸味合用，共奏养阴血、益心气、安心神的作用，适用于心气不足，怔忡不安，烦热失眠，妇女脏躁等症。

②百合枣仁汤：选用鲜百合、酸枣仁，先将百合用清水浸泡，酸枣仁煎汤去渣取汁，加入百合煮熟，饮汤吃百合，每日服用1剂。百合甘平质润，入心、肺经，有养心安神、滋阴清热之功，为治疗虚烦不眠、心神不宁的要药，对虚劳、心悸、失眠、神疲乏力等症有较好的疗效。酸枣仁甘平，归心、肝、胆经，养心阴、益肝血而宁心安神，可用于心肝血虚引起的失眠、惊悸、怔忡等症，《本草纲目》载"其仁甘而润，故熟用疗胆虚不得眠，烦渴虚汗之证"。《名医别录》谓其治疗"烦心不得眠……虚汗、烦渴，补中、益肝气、坚筋骨、助阴气"。两药合用，共奏滋阴清热、宁心安神之功，可用于妇人脏躁。

③黑枣粥：选用黑枣、粳米适量，洗净后放入砂锅内，加清水煮至熟烂，可加少许冰糖搅匀，空腹服食。黑枣性温味甘，功能补中益气、养血安神，可用于治疗妇女脏躁，兼具调和药性。粳米性平味甘，具有补中益气、健脾和胃、除烦渴、止泻痢的作用，与黑枣同用，香甜可口，可增强补中益气的作用，减少黑枣助湿困中之弊。二者配用类似甘麦大枣汤，有补脾胃、益营血、安神之功，可长期服用。

六、心脾两虚证

（1）临床表现：精神抑郁，意志消沉，兴趣缺乏，喜独处，健忘。伴有面色淡白或萎黄不华，神疲困倦，乏力，多思忧虑，忧心忡忡，神思恍惚，头晕目眩，纳呆消瘦，心悸胆怯，失眠，腹胀腹满，便溏。舌质淡嫩，苔薄白，脉弦细、细弱或沉细无力。

（2）证机概要：素体脾胃虚弱，气血不足，思虑过度，更伤心脾。

（3）施食原则：健脾养心，补益气血。

（4）食疗方推荐

①龙眼酸枣仁饮：选用龙眼肉、炒酸枣仁、白糖适量。炒酸枣仁捣碎，用

纱布包好，煎煮半小时后取出，加入龙眼肉再煎煮半小时，加入白糖，不拘时服，吃龙眼肉。本方龙眼肉甘温，归心、脾经，补心脾、益气血，本品补益心脾，既不滋腻，又不滞气，为滋补良药，可用于心脾两虚所致心悸、怔忡、失眠、健忘等症，《本经》记载其可"主安志，厌食，久服强魂魄，聪明"。与酸枣仁合用，具有补心养血安神之功，可用于治疗和调养抑郁障碍心脾两虚之证，适合长期服用。

②参茯粥：选用人参3~5g或党参15~20g、茯神15~20g、生姜3g、粳米60g。将人参、生姜切成薄片，茯神捣碎，上药浸泡半小时后煎煮30分钟，取汁后加入粳米同煮成粥。本方中人参主补五脏，固脱生津，安神益智，《神农本草经》谓其"补五脏，安精神……止惊悸，除邪气，明目，开心益智"。茯神有健脾利湿、和胃、宁心安神的功效，《本草纲目》曰"后人治心病必用茯神"。诸药合用，共奏健脾养心，益气补血的功效，适用于心脾两虚导致的心悸、失眠、少寐健忘、纳呆消瘦、便溏等症。

③山莲葡萄粥：选用生山药、莲子肉、葡萄干、白糖适量。将前味洗净，熬成粥状，加糖，每日早晚温热服食。本方补益心脾，山药性味甘平，可益气养阴、滋补脾肺肾诸脏，《日华子本草》谓其"主泄精，健忘"，《本草正义》记载其"能健脾补虚，滋肾固精，治诸虚百损，疗五劳七伤"。莲子肉味甘而涩，性平，可补脾止泄、益肾固精、养心安神，《神农本草经》谓其"补中，养神，益气力"，《本草拾遗》称其"令发黑，不老"。葡萄干为滋补类果品，味甘而涩，性平，功能益气强志，养心除烦。三者合食可补益心脾，对久病体衰，心脾两虚者甚宜。

④茯苓山药粥：主料为山药、茯苓、粳米，煎熬成粥，具有补益心脾，养心安神的功效。茯苓山药粥健脾的功效较强，而且粥食的形式尤其适合于虚证体质的人群，可滋润脏腑，养阴益津。

七、脾肾阳虚证

（1）临床表现：情绪低落，心绪不宁，精神萎靡不振。或神疲乏力，嗜卧少动，易劳累，畏寒肢冷，腰酸膝软，便溏，阳痿遗精，早泄，小便清利。舌质淡胖有齿痕，苔白或白润，尺脉沉缓、沉弱或细微。

（2）证机概要：虚证日久，阴损及阳，阴阳俱虚，偏于脾肾阳虚者。

（3）施食原则：温中健脾，温补肾阳。

（4）食疗方推荐

①山药板栗红枣糯米粥：选用鲜山药、板栗、红枣、糯米，各适量。将山药、红枣、糯米分别用清水洗净，板栗去壳，加适量清水，煎煮成粥。山药性平，味甘，为上品之药，补肺健脾，益肾填精，李时珍指出其能"益肾气，健脾胃"，《本草经读》曰其"能补肾填精，精足则阴强、目明、耳聪。凡上品之药，法宜久服，多则终身，少则数年，与五谷之养人相佐，以臻寿考"，故肾虚之人，宜常食之。栗子性温，味甘，补脾健胃，补肾壮腰，对肾虚腰痛者，最宜食用。上味合用，可起到健运脾胃，温补肾阳之功。

②当归生姜羊肉汤：选用羊肉500g，生姜250g，当归150g，胡椒粉、花椒粉各少量，食盐适量。先将羊肉洗净切成块煮熟，当归洗净用纱布包好，放入砂锅中，再放入羊肉、羊肉汤、生姜，文火炖数小时后，取出纱布包，加入胡椒粉、花椒粉、食盐调味即可食用。当归甘辛，微苦温，入肝、心、脾经，具有补血活血、调经止痛、润肠通便之功；生姜辛温，为温中散寒、健脾胃之要药。羊肉性甘、大热，补中益气，补肾壮阳，历来为补阳佳品。三者配伍共奏健脾温中，补肾壮阳的功效。不仅是改善脾肾阳虚、寒凝气滞之良膳，还是年老体弱、病后体弱、产后气血不足者之滋补佳品。

③核桃仁炒韭菜：选用韭菜、核桃仁、香油、味精适量。将韭菜洗净，切段备用，将核桃仁用香油炸黄，加入韭菜翻炒，加适量味精，炒熟后食用。韭菜又名"起阳草""壮阳草"等，性味辛温，入肾、胃、肺、肝经，具有补肾、温中、行气、散瘀、解毒的功效，常用于肾虚阳衰，胃寒腹痛，胸痹，痈疮肿毒等，《本草拾遗》记载韭菜能"温中，下气，补虚，调和脏腑，令人能食，益阳"。核桃仁具有补肾益精，温肺定喘，润肠通便的作用。此方二者共食具有温中健脾、温补肾阳的功效。

八、肝肾阴虚证

（1）临床表现：情绪不宁，性情急躁易怒，思维迟钝，健忘，疑病恐病，对生活失去信心，夜间难以入睡，多梦易惊。伴有眩晕耳鸣，双目干涩，视物不明，或头痛头胀，面红目赤，疲倦乏力，腰酸腿软，性欲减退。舌干红，少津少苔，脉弦细或数。

（2）证机概要：素体阴虚，情志内伤，郁久煎熬阴液。

（3）施食原则：滋养阴精，补益肝肾。

（4）食疗方推荐

①枸杞子桑椹糕：选用枸杞子、桑椹适量，和粳米制成糕点，常服食。本食疗方枸杞子性味甘平而质润，具有补肾养肝、益精明目、壮筋骨、除腰痛之功，久服能益寿延年，《本草经疏》说"枸杞子为肝肾真阴不足，劳气内热补益之要药……故服食家为益精明目之上品"。桑椹性寒，味甘，归肝、肾经，有补肝益肾滋阴的作用，《本草经疏》载"桑椹者，桑之精华所结也……甘寒益气而除热，其为凉血、补血、益阳之药无疑矣"。《滇南本草》曰其"桑椹益肾脏而固精，久服黑发明目"，故肾虚之人，尤其是肾阴不足者，食之最宜。枸杞子与桑椹长于滋阴，常用可制为膏滋，对于肝肾不足所致的头晕眼花、双目干涩、睡眠欠佳、腰酸腿软效果颇好。

②黑芝麻玉竹粥：选用玉竹15g、黑芝麻50g、糯米100g，冰糖适量。先将黑芝麻炒香备用，玉竹用纱布包扎，水煎半小时后去药包，加入糯米煮粥，黑芝麻研成细末，放入一起煎煮，加入冰糖，待粥稠后即可食用。玉竹性味甘平柔润，归肺、胃经，能滋阴润燥，生津养胃，善治阴虚燥热之证，虽药力缓和，但不滋腻敛邪，适于长期服用。黑芝麻性味甘平，归肝、肾经，补肝益肾，滋润五脏。上药合食，对肝肾阴虚，病后体弱及中老年人肝肾不足、大便燥结、须发早白者尤为适宜，适合长期服用。

③虫草红枣蒸甲鱼：选用活甲鱼1只、冬虫夏草10g、红枣20g，料酒、盐葱姜蒜适量。将甲鱼洗净切块，煮沸捞出，虫草洗净，红枣用水浸泡，然后甲鱼放入汤碗中，放入虫草、红枣，加料酒、盐葱姜蒜，上笼隔水蒸半小时，取出即成。本方滋肾填精，益智安神。方中甲鱼性味甘平，善于滋补肝肾之阴。冬虫夏草性温，味甘，有补肾补肺之功，凡肾虚者最宜用虫草配合肉类如猪瘦肉、鸡肉或鸭肉，甚至新鲜胎盘等共炖，成为补益食品，更为有益。方中以甲鱼与冬虫夏草、大枣诸药食用，滋补肝肾、填精益智之功颇佳，可用于抑郁久病见肝肾阴虚，腰膝酸软，或年老体虚见有阴虚症状者。

另外，抑郁障碍患者因其体质及病机特点，在饮食上尤其注意少吃寒凉生冷之品，以免经脉凝涩，气血运行受阻，而致脏腑气机失调、脑髓失养。应该多用通经活络、温阳祛寒、益精填髓的药物和食物，一般有桂枝、肉桂、补骨脂、肉苁蓉、柴胡、艾叶、当归、黄芪、红枣、红糖、鸡肉、羊肉等。具有宽胸理气、宁心安神的药物和食物也可以选择性服用，一般有陈皮、佛手、夏枯草、玫瑰花、莲子、银耳、百合、五味子等。现代研究还发现，一些特定食物，例如深海鱼类、鸡肉、鸡蛋、全谷米、大麦、小麦、燕麦以及大蒜、菠菜等，具有良好的抗抑郁作用；此外一些高纤维多糖瓜果，如龙眼肉、香蕉、葡萄柚、南瓜等，也有改善情绪的作用。总之，抑郁障碍患者若能在常规治疗之外搭配适合的饮食调养，定能收到事半功倍之效。

第四节　运动调养

"生命在于运动"，抑郁障碍患者摆脱身心困境，也离不开运动。在疾病状态下，人体气机不畅，神志功能便会受到影响，出现脑神失养、情志异常。因此，坚持运动，舒展肢体，保持经脉气血流畅，是非常有益和必要的。

一、运动有助于提升阳气

从抑郁障碍的临床表现不难看出，这类疾病存在阴性、抑制性的基调，其病机离不开阳气不足或阳气被抑，运动是最有效的提升阳气的办法，所以抑郁障碍人群需以"动"养为先。动则生阳，静则生阴，形属阴，动以养形。适当的运动后，人体交感神经兴奋、多巴胺分泌增加，内啡肽持续分泌，这些变化均能增强神经的兴奋性，有效帮助排解压力和不良情绪，使人处于愉悦、幸福、精力充沛、处事乐观等积极的心态与良好的功能状态。这些都是阳气提升所带来的积极变化，能很好地帮助人们对抗或抵消抑郁、悲观、精力减退、效率低下等不良状态。

二、运动有利于调畅气血、通利经脉

抑郁障碍患者长时间处于多静少动的状态，脏腑功能被抑制，气血运行减慢，经脉壅塞不通，精气日渐消靡，抑郁状态加重，如此反复，恶性循环。打破这种恶性循环的最基本途径就是增加运动，先从力所能及的活动开始，循序渐进。现代研究证实，长期坚持运动可增强心肺功能，改善血液循环，加快新陈代谢，加速废物排泄，由此则机体气血畅通、经脉通利，脏腑功能逐渐恢复，形为神之根，形复则神渐安。

三、运动能促进神经生长、增强脑的可塑性

现代研究表明，促进海马神经生长以及神经营养因子的表达是改善抑郁的

关键因素。由于抑郁障碍的复杂性和异质性，增强脑的可塑性，特别是海马体神经元的可塑性，是促进动物神经生长的重要因素。运动是一种可以缓解精神压力的疗法，适当的运动水平对改善大脑功能具有显著疗效。运动可通过调节生长因子、神经营养素、神经递质和代谢以及炎症水平来增强海马神经元的作用。运动对大脑最有力的影响表现在神经营养因子BDNF水平的高水平增长上。研究发现，运动可以提高腰部脊髓、小脑和海马神经元的BDNF水平，尤其有氧运动可能是抑郁障碍治疗的关键手段，可增强BDNF水平和海马体积，这些对于改善抑郁状态都大有裨益。

四、运动有助于纠正昼夜节律紊乱

绝大部分抑郁障碍患者伴有昼夜节律紊乱或睡眠障碍，褪黑素（MT）在调节睡眠－觉醒周期和昼夜节律中作用显著。研究发现，抑郁障碍患者血浆MT夜间峰值降低、节律相位紊乱，揭示了MT与抑郁障碍的联系，其睡眠障碍可能与MT分泌异常有关。而经典的TCAs和SSRIs等药物不但不能改善抑郁障碍相关的昼夜/季节性节律功能障碍或睡眠障碍，反而会扰乱患者的昼夜节律、睡眠结构等，进而影响长期治疗。运动可以引起昼夜节律相移动并重塑睡眠－觉醒周期，是一种比药物干预更好的调节昼夜节律的方法。规律的运动可显著调节人体昼夜节律起搏器，有助于恢复生物钟的睡眠－觉醒周期，从而帮助患者改善睡眠状态，并以此为起点改善其他躯体不适及精神心理症状。这对于以睡眠障碍为主诉的抑郁障碍患者而言无疑是至关重要的一步。

五、呼吸运动是最基础的有效运动形式

中医认为抑郁障碍的产生与脏腑气机失调有着密切的关系，而呼吸是调节脏腑气机的重要环节。西医学认为抑郁障碍的发生与自主神经功能紊乱有着密切的关系，尤其是以躯体症状为主的抑郁障碍患者，其自主神经功能存在较为严重的损害，在临床上表现为纷繁复杂的躯体症状，比如食欲下降、体重减轻、胸闷、失眠或嗜睡等，并因各种躯体不适加重负性情绪的表达。呼吸对于自主神经功能的调节具有非常重要的作用。呼吸能够通过心肺压力感受器、化学感受器等的反射影响自主神经的功能，正确的呼吸训练对调节自主神经和不良情绪具有较好的效果。运用呼吸配合各种疗法对于抑郁障碍及躯体障碍等疾病有较好的疗效。张力军等人发现腹式呼吸训练能提高副交感神经张力，从而改善

自主神经的调节能力，证明以自主神经功能低下为特征的亚健康人群和某些心身疾病可以通过反复的腹式呼吸训练而恢复健康。孟向文采用针刺时配合特定的呼吸方法治疗抑郁障碍，通过调节脏腑气机，收到良好效果，证明呼吸对抑郁障碍有确切改善作用。通过长期、反复腹式呼吸训练可以逐步提高自主神经的协调作用，使大脑皮层的兴奋和抑制趋于平衡状态。西医学中的呼吸–自主神经–内分泌–免疫的网络式联系也提示我们可以通过调整呼吸改善自主神经功能，从而调节内分泌、免疫系统，可对多种慢性病、心身疾病起到良好的治疗作用。

　　在本团队长期治疗抑郁障碍的临床实践中，我们也发现，指导患者正确且规律地进行呼吸运动训练对抑郁障碍的康复大有裨益，在此也作一介绍，可作为治疗的辅助手段。我们建议患者采用中国传统养生学中的调息训练，也就是腹式呼吸来进行日常训练，即有意识地延长吸、呼气时间，进行缓慢的、深长的、有规律的腹式呼吸，并在训练过程中抛除杂念，精神关注于气的一呼一吸之间，进行自我调节。该方法简单易行，不拘时间，晨起、睡前、白天均可；体位不拘，坐、卧、站均可，初起以卧位更易进行；时长不限，以进行至松静自然为佳。建议患者一日练习数次，加强自调效果。

六、注意事项

　　在运动过程中要注意以下几点：①要坚持，如果只运动一阵子或几天，又由于情绪低落而放弃活动，那便很难见到效果，建议在运动之初即与家人或朋友协商，固定一人从旁督促，以免半途而废；②运动虽可以使患者自觉好转，但仅作为辅助方法，不是最主要的治疗措施；③要防止运动过度，避免重体力劳动和剧烈体育运动，以免消耗人体气血，产生过度疲劳，加重抑郁相关的躯体及精神症状。

　　总的来说，要维持适当运动量，长时间坚持运动，尽量做一些力所能及的运动对于抑郁患者大有裨益。如打球、游泳、慢跑、骑行、健身操、瑜伽等都是不错的运动，传统功法可选择八段锦、太极拳、五禽戏、易筋经等，喜静者也可将写字、画画等作为选择。

第五节　音乐疗法

　　音乐疗法是利用乐音、节奏对生理或心理疾病进行治疗的方法，也是最古

老的治病方法之一。汉字"药"的繁体字"藥"是草字头加上"乐"的繁体字"樂",在古籍《管子·幼官》中记载道:

五和时节,君服黄色,味甘味,听宫声,治和气,用五数,饮于黄后之井,以倮兽之火爨。

八举时节。君服青色,味酸味,听角声,治燥气,用八数,饮于青后之井。以羽兽之火爨。

七举时节,君服赤色,味苦味,听羽声,治阳气,用七数。饮于赤后之井。以毛兽之火爨。

九和时节,君服白色,味辛味,听商声,治湿气,用九数。饮于白后之井。以介虫之火爨(爨:音cuàn,意为烧火做饭)。

这是古人关于"以音治气"的一段记述,说明当时的人们已经发现了音乐的作用并将其用于日常养生保健。这些都从一定的层面反映出音乐自古以来就和药物一样具有疗愈疾患、祛病延年的作用。

一、中国传统音乐疗法

中医学很早就认识到,人是有机统一的整体,五脏六腑与自然界存在着某种客观的对应关系。《灵枢·邪客》载"天有五音,此人与天地相应也",将五音对应五行,与五脏、五志相关联,首次把五音引入医学领域。《素问·阴阳应象大论》中记载:"肝属木,在音为角,在志为怒;心属火,在音为徵,在志为喜;脾属土,在音为宫,在志为思;肺属金,在音为商,在志为忧;肾属水,在音为羽,在志为恐。"角、徵、宫、商、羽五音通过五行属性与怒、喜、思、悲、恐五种人类情绪联系在一起。《素问·举痛论》中提出"百病皆生于气也",《灵枢·五音五味》又详细论述了宫、商、角、徵、羽等5种音阶调治疾病的理论,最后被归纳为"百病生于气而止于音"的音乐治病理论。古代音乐五音系统就是在五行学说的指导下通过不同音阶音色来影响情志,从而作用于五脏,改善脏腑功能,治疗疾病。中医心理学也认为音乐可以感染、调理情绪,进而影响身体。在聆听中让曲调、情志、脏气共鸣互动,达到疏通血脉、通畅精神、调和心脉的作用。生理学上,当音乐振动与人体内在的生理振动(心率、心律、呼吸、血压、脉搏等)相吻合时,就会产生生理共振、共鸣。这便是"五音疗疾"的生理基础。

五音分属五脏,各有其独特的音调和特点(表1),具体表现如下。

徵音（5-So）为主的徵调式乐曲，躁急热烈如火，节奏欢快，宜用笛奏，舒心。

羽音（6-La）为主的羽调式乐曲，苍凉淡荡如水，风格清纯，与琴音调，补肾。

宫音（1-Do）为主的宫调式乐曲，浑和厚重如土，旋律悠扬，应当吹笙，健脾。

商音（2-Re）为主的商调式乐曲，悲壮铿锵如金，曲风高亢，适弹古筝，润肺。

角音（3-Mi）为主的角调式乐曲，圆长清脆如木，曲调亲切，可伴箫声，养肝。

应用音乐疗法需在五行学说指导下，根据五脏的生理节律，以五音为基础，选择不同乐器、不同调式的乐曲以调节自己的身心，并不是单纯用某个音去调理某个脏器，而必须基于五行原理，使它们相生、相克，又相互制约，五音搭配组合，适当突出某一种音来调和身体。

表1 五行音乐及脏腑配属、五音特点、推荐乐器

五行	木	火	土	金	水
五脏	肝	心	脾	肺	肾
五志	怒	喜	思	悲	恐
五音	角	徵	宫	商	羽
音乐类型	流畅轻盈	轻快或气势磅礴	庄重典雅	坚实略悲伤	柔和温婉
乐器	笛子	唢呐	埙	锣	琴

二、现代音乐疗法

近现代的相关研究和实践亦证实，音乐能够怡养心神，可以通神养生，是祛病延年的一剂良药。优美悦耳的音乐作为一种听觉刺激，其产生的有规律声波振动本身包含着各种信息与机械波的谐振能量，可与人体的呼吸、心率、胃肠蠕动等生理振动相吻合，产生共振和共鸣效果，可以改善神经系统、心血管系统、内分泌系统和消化系统的功能，使内脏运动恢复正常的规律，促使人体分泌有利于身体健康的活性物质。良性的音乐能提高大脑皮层的兴奋性，有助于改善情绪，激发感情，振奋精神。同时有利于消除心理、社会因素所造成的紧张、焦虑、忧郁、恐惧等不良心理状态，提高应激能力。

现代的音乐疗法主要是针对在身、心方面"有需要"进行治疗的个案，针对其"需要治疗"的部分，进行"有计划""有目的"的疗程。音乐疗法是心理治疗方法之一，利用音乐来促进健康，作为消除心身障碍的辅助手段。根据心身障碍的具体情况，选择音乐欣赏、独唱、合唱、器乐演奏、作曲、舞蹈、音乐比赛等形式来进行。心理治疗家认为，音乐能改善心理状态。通过音乐这一声音媒介，可以抒发感情，促进内心的流露和情感的相互交流。此外，音乐还可调节自主神经的功能，调节激素释放，如促进内啡肽释放，产生镇痛、镇静效应；调节应激激素的水平，使血压下降，心率减慢，缓解肌紧张，减轻焦虑、紧张等情绪反应。

音乐疗法可每周治疗5~6次，每次1~2小时，疗程一般为1~2个月，也有以3个月为1个疗程。在具体实施时，如何选择音乐或歌曲是一个亟待进一步解决的问题，原则上应适合患者的心理（尤其情绪方面）、更要适合患者的病情，然后编制设计，规定出一系列适用的音乐处方，但目前这方面的研究还较为欠缺，尚未形成相对统一的规范。

三、音乐疗法可辅助治疗抑郁障碍

音乐的作用越来越受到临床工作者的认可与重视，近年来也涌现出一定数量的音乐疗法介入抑郁障碍的临床研究以及动物实验，研究结果大多提示音乐疗法具有减轻抑郁、改善情绪的积极作用。在应用形式及类型上，则是以药物或者心理治疗为主，辅以音乐治疗，或将音乐疗法融入日常护理中，某些轻症患者则可尝试单独采用音乐治疗。

王玲、邵文利等通过对脑卒中抑郁患者资料的收集、整理，并针对患者的音乐爱好程度进行分类，研究了感受式音乐疗法对卒中后抑郁患者的疗效。结果表明无论患者是否爱好音乐，感受式音乐治疗都取得了较好的疗效。胡晶等将60例脑卒中后抑郁患者随机平均分为2组，对照组给予常规的健康指导，试验组在对照组的基础上予五行音乐之角调音乐干预，分别于治疗前后对患者进行抑郁自评量表（SDS）评定。经过4周的治疗，试验组改善抑郁状态的总有效率为73.3%，对照组有效率为30%，提示角调音乐对抑郁障碍有良好疗效。王丽云、冯森等对72例产后抑郁障碍患者进行音乐治疗与常规护理的对照，结果显示音乐治疗组患者情绪稳定、健康状态良好，产褥期恢复正常。说明音乐治疗的效果优于常规护理，对降低产后抑郁障碍的发病率有一定效果。赵春海、徐立敏等对98例抑郁障碍患者实施音乐疗法，并在音乐治疗中应用以心理护理为重点的护理模式。结果发现在相同条件下，单纯生物治疗与在生物治疗的同时应用音乐治疗有明显差异，后者的临床症状明显缓解。杨玉兴等将91例老年抑郁患者随机分为五行音乐组、西方音乐组和对照组，3组均接受盐酸氟西汀治疗，治疗结果显示，五行音乐组疗效最好，且明显优于对照组。张绍华、王玉龙等人对70例阿尔茨海默病伴抑郁障碍患者进行辨证五音疗法与常规药物治疗的疗效观察，结果提示采用辨证五音疗法能显著改善患者的抑郁情绪，HAMD抑郁量表和SDS抑郁自评量表评分均有显著性改善，患者血清5-HT水平较前升高，表明较氟西汀组具有疗效优势。现代研究发现，五行音乐可以改善抑郁模型动物的抑郁行为，提升血清5-HT、海马内单胺氧化酶（MAO）、肝组织内丙二醛（MDA）的水平，提示这可能是五行音乐的抗抑郁机制。

　　国内的音乐疗法研究多集中于五行音乐方面，提示了五音调治抑郁情绪的肯定作用，但还是主要作为辅助治疗或日常调摄进行应用。临床应用五行音乐治疗时，音乐强度应由小渐强，且音量宜维持在30dB。叮嘱患者在欣赏音乐时，轻闭双眼，多联想一些美好的事物，使患者保持愉悦的心情，以达人乐和谐之境。我们鼓励患者选用合适的音乐常常听之，规律听之，以达调神养心、通神解郁之效。如《娱乐生平》《狂欢》《解放军进行曲》《金蛇狂舞曲》等适用于抑郁障碍的辅助治疗，可振奋精神，改善患者低落、消极的情绪。

附一　张建斌教授通督解郁医案

陈某，女，39岁，初中文化，信仰基督教。2004年2月11日就诊。

[主诉] 反复发作性情绪低落伴躯体不适3年，复发5个月。

[病史] 2001年夏天，患者无明显诱因出现全身酸痛，尤其以后背腰部酸胀明显；继而出现头昏、头痛、胸闷、心慌等不适，伴有夜眠差，入睡困难兼有早醒，自觉情绪逐渐低落、郁闷，有时烦躁，有一点不顺心的事情即症状加重，先后在多家医院就诊，服用中、西医药物治疗（具体不详），但症状时好时坏。自2003年2月开始服用"兰释""黛力新"等药物，效果不明显；2003年6月开始服用"瑞美隆"，病情很快好转，并逐渐恢复正常；同年8月即自行停药，1周后与女儿吵架，当晚即再次失眠，很快病症再发，且逐渐加重。情绪低落悲观，甚至有自杀念头，身体不适也加重，腰酸背痛，终日无法缓解，胃口差，消瘦明显，兴趣减退；2003年10月开始在精神科门诊继续服用"佳乐定""瑞美隆"等药物，病情一直没有明显好转。无其他中枢神经系统、心血管系统、消化系统和血液、代谢、内分泌疾病，也无其他药源性疾病。月经正常。否认有家系精神病史。刻下：情绪低落、忧伤欲哭、不愿与人说话、失眠、周身不适、纳差、大便1周未解、小便正常；舌质淡红，苔白厚腻，脉细短尺弱。

[查体] 意识清晰，仪表整洁，注意力能集中，接触主动；无错觉、幻觉；有头痛、头昏及肢体酸痛感；思维联想迟缓，觉得头脑反应迟钝，思维逻辑正常；情感忧伤、情绪低落、悲观、爱哭泣；意志行为减退；自知力不全，总认为是腰腿痛，但是积极求治。发育正常，营养良好。皮肤黏膜无黄染无紫癜，体表淋巴结不肿大。头部无畸形，颈软，心率80次/分、律齐，两肺呼吸音清晰、未闻及杂音，腹部平软、无压痛及反跳痛，肋下肝脾未触及。脊柱正直无侧弯、生理曲度存在，四肢活动自如。浅、深感觉存在，肌力5级，肌张力正常，12对颅神经检查未见异常。

督脉脊柱段检查：神道、灵台、至阳压痛明显，无放射痛。

汉密尔顿抑郁量表（HAMD）评定总分28分。

[诊断] 郁证、不寐；复发性抑郁障碍。

［辨证］督脉受阻、脑神失养。

［治则］通督调神。

［选穴］腰阳关、至阳、大椎、风府、百会、神庭、头维、内关、三阴交、上巨虚。

［操作］患者俯卧位，依序针刺腰阳关、至阳、大椎、风府，沿棘突方向进针，均匀捻转30秒/穴，后起针，不留针；然后仰卧位，依序针刺百会、神庭、头维、内关、三阴交、上巨虚，进针后均匀捻转30秒/穴，留针30分钟后起针。1日治疗1次，10次为1个疗程。

［治疗经过］2004年2月11日首诊。留针期间感觉困倦欲寐，余无特殊异常。

2月12日二诊。诉昨日治疗结束后进行了1个小时的睡眠，但是当日夜里感觉背部督脉正中段酸痛明显，彻夜未眠。查患者不适部位约当至阳穴。守方治疗。

2月13日三诊。诉治疗后后背一直轻松舒服，清晨解大便1次、较干，如厕前腹部有阵痛，能入睡但是睡眠仍浅易醒。舌脉同前，守方治疗。

2月16日四诊。诉后背有时仍有不适，但总体较前明显减轻，两小腿有时感到酸软，睡眠好转，能睡3~4小时。患者情绪较前有明显改变，有笑容，并愿意与人说话。舌脉同前，守方治疗。

2月18日六诊。诉睡眠时间延长，夜里醒后能再次入睡；周身舒适，唯午后胃中嘈杂，大便间日1次；小腿仍有酸胀感。舌脉同前，守方治疗。

2月24日十诊。睡眠佳，周身舒适，大便间日1次。HAMD量表评定总分为12分。舌脉同前，守方治疗。选穴操作同前，治疗频次改为3次/周。

3月17日二十诊。诉睡眠佳，周身舒适，情绪无明显低落，胃纳佳、大便为1~2日1次。HAMD量表评定总分为5分。神道、灵台、至阳等穴压痛不明显；舌苔较前变薄，仍白腻，脉象仍细短，尺弱。原方去腰阳关、上巨虚，加足三里治疗，操作同前，1~2次/周，巩固治疗。

4月20日。第4疗程，同上治疗方案，1~2次/周，继续巩固治疗。

随访1年，病情稳定，无复发。

［讨论］

（1）防止误诊：患者的病史具有启发意义。患者中年女性，以"反复发作性情绪低落伴躯体不适3年，复发5个月"就诊。追问病史，患者3年前"无明显原因出现全身酸痛，尤其以腰部酸胀明显；继而出现头昏、头痛、胸闷、心慌等不适，伴有夜眠差，入睡困难兼有早醒，自觉情绪逐渐低落、郁闷，有时烦躁，有一点不顺心的事情即症状加重"，即是抑郁障碍发作。曾在多家综合性医院就诊近2年，以"腰椎退变""失眠症""自主神经功能紊乱"等诊断施治，乏效。显示了一些临床医生对抑郁障碍诊断和鉴别诊断意识不强，也提示了临床中对于"形神相俱""治神"等中医论述体会不深、不敏感。而在后一阶段中开始使用抗抑郁药物，对情绪低落、全身不适症状有效，也提示了抑郁障碍的存在。但是，从治疗经过来看，抗抑郁药物不是都有效、也不是总是有效，提示了该病的个体差异性和治疗过程的复杂性。发挥中医学的特色和优势，在抑郁障碍的诊治中具有很好的现实意义。

（2）提高辨病水平：中西医都强调辨清疾病是治疗的前提。抑郁障碍作为一种现代独立疾病，有该病全过程固有的属性、特征和病理规律。限于历史原因，尚缺少对抑郁障碍的规律性认识，因而部分患者可能被诊断为"郁证""不寐"等疾病。这样诊断，并不能直接指导针灸治疗，我们需要从抑郁障碍的临床特点出发，来重新认识这个患者的临床表现。首先，病史中患者周身不适与情绪低落相伴而生，兼杂发展，因此需要将这两方面综合起来认识，即要同时关注精神心理症状和躯体症状，这也是中医特别强调的"形神相俱"学说的临床体现。

（3）发挥经络诊断、循经治疗的优势：运用经络学说分析患者诉说中的不适部位，对针灸治疗具有指导意义。患者虽然感到周身不适，但是一直强调"后背腰部酸胀明显"，提示了后背部督脉气血受阻；循着患者感觉的不适部位，进一步检查督脉脊柱段后发现，在至阳到神道这一区段，患者存在非常强烈的触痛，提示了患者督脉气血受阻主要集中于这一区间。这一区域在临床针灸治疗抑郁障碍中具有帮助诊断的意义，通过对背部督脉的经络诊察和针刺治疗，加快了症状的消除，有利于从整体上改善患者症状。

抑郁障碍的病位在脑，与全身有关。而在整个经络系统中，督脉上通髓海，内达脏腑，外联肢体，不但是联通大脑和五脏六腑最主要的经脉，而且督脉是奇经中具有腧穴分布的经脉，为经络诊察与调整脑髓及脏腑肢体功能提供了操作基础。《素问·骨空论》和《难经·二十八难》都有"督脉入脑"的记载；《灵枢·海论》记载的"髓海不足，则脑转耳鸣，胫酸眩冒，目无所见，懈怠安卧"，即是抑郁障碍的主要病机和常见症状。而患者的主诉、症状和体征，正提示了督脉气血受阻和脑髓失养之间存在相关性。因此，针灸临床诊治抑郁障碍，需要首先关注督脉和督脉腧穴。当然，其他一些经脉和腧穴，如足阳明胃经、手厥阴心包经等，也值得关注。

（4）导气针法疏通督脉气血：基于抑郁障碍的临床特点，以及针灸临床需要从经络和脏腑的角度来诊治疾病，提示了督脉和脑在本病诊治中的重要性，我们在"督脉受阻、脑神失养"的病机认识基础上，制定了通督调神导气针法。首先，针对督脉受阻，出现"后背腰部酸胀明显"以及至阳等穴的压痛，选择腰阳关、至阳、大椎，以疏通督脉脊柱段气血；针对脑神失养而出现的相关情绪低落、睡眠障碍等，选择风府、百会、神庭、头维，以健脑调神；而内关为手厥阴心包经的络穴、通阴维脉，三阴交为足三阴脉的交会穴，两穴通过手足阴经连通和调理五脏；上巨虚为足阳明经经气所发、大肠腑的下合穴，具有直接调理大肠腑、顺降腑气的作用。其次，在操作手法上，基于抑郁障碍患者的临床特点，选择以"持续、小幅度、均匀、提插或捻转"为主要特征的导气针法。这是因为：①患者临床症状具有偏阴、偏虚、偏功能低下，同时也兼有气机紊乱，间断性偏亢、偏阳等特性，针刺刺激不能太强；②患者存在感知迟滞，针刺感应不能太弱；③患者对于针刺感应的体会比较被动和消极，针刺操作时间不能太短。

（5）针灸整体调治的特点：针灸治疗抑郁障碍的良好效果显示了针灸整体调治的效应特点。①针灸治疗是一个兼具"治神"和"治身"特点的方法，生理学效应和心理学效应彰显出本方法在抑郁障碍临床治疗的优势和良好前景。在针灸治疗过程中，形神两方面的改善是紧密相伴的。②患者在治疗过程中，既显示了较好的即时效应和近期效应，又显示了较好的长期积累效应。相比较抗抑郁药物的平均2~4周的延迟起效，针灸治疗的起效时间明显较快，本例患者在第1周的治疗中，临床症状就明显改善。经过针灸介入治疗的患者，由于多途径、多层次的良性调整，从多方面不同程度地改善了抑郁障碍的病理变化，使抑郁障碍的复发率减少，减轻了患者再次复发的痛苦。③针灸疗效表现为全身的综合调治。患者的临床症状包括从大脑到肢体全身多个部位的不适，在治疗过程中，脑神功能的恢复、督脉气血的通畅、大肠腑气的顺降正常会同步交织地良性调整，逐渐趋于正常。

附二　针灸归经辨治以脑鸣为主诉的抑郁障碍病案二则

脑鸣即头响，其作为病名始见于《医学纲目·肝胆部》。该病患者自觉脑内鸣响，并多能形象地描述出声音的状态，如流水声、嗡嗡声、轰鸣声、蝉鸣等，或时响时止，或持续不断，常使人心烦意乱、坐卧不宁。郑美医师在临床工作中曾以经络辨证为指导治疗多例以该症状为主诉的抑郁障碍患者，疗效满意，其中两例病案如下。

【案1】张某，女，59岁，退休工人。就诊日期：2011年3月27日。主诉：脑中鸣响2月余。既往史：抑郁障碍、高血压、多发性腔梗等。病史：两个月前与人发生争执怄气后出现脑中鸣响及耳鸣，并伴情绪低落，遂就诊于南京脑科医院医学心理科，考虑抑郁障碍发作，予盐酸氟西汀胶囊、艾司西酞普兰等抗抑郁治疗，配合营养脑神经、改善脑循环等治疗，治疗2个月后，症状未见明显改善，日日脑中鸣响，不堪其苦，遂来就诊。刻下症：脑鸣、耳鸣，音调高亢，声如蝉鸣，时时不绝，晨起为重；伴情绪低落，每日必于7~9时不自主哭泣，另伴有腹胀、纳差，便秘，颈部（按其所指约当双侧人迎穴处）堵塞不通感，常常咳吐痰涎；舌红，苔腻，脉弦滑。西医诊断：脑鸣，抑郁障碍；中医诊断：脑鸣，郁病，证属痰浊内蕴，阳明壅塞。治疗原则：清泻阳明、通腑降浊。取穴及操作方法：穴取人迎（双侧）、天枢（双侧）、上巨虚（双侧）、陷谷（双侧）、合谷（双侧）、太冲（双侧）、风池（双侧）、百会。针刺方法：双侧人迎，避开颈动脉直刺0.5寸，快速捻转至得气。直刺天枢、上巨虚，施捻转泻法。陷谷穴直刺0.5寸，行导气法。具体操作：医者凝神静气，单手持毫针缓慢进针后以低频率、小角度、小幅度提插捻转，频率每分钟约60~100次，捻转角度小于90°，提插幅度不超过1~2mm，均匀、缓和地边捻转边提插，上提与下插、左转与右转的用力、幅度、频率相等，速度缓慢，始终如一而有连续性、间断行针，每穴行针时间3分钟，使患者产生柔和、舒适、持久的针感，术毕缓慢出针。合谷、太冲穴直刺，行捻转泻法；风池穴针尖微向下，向鼻尖斜刺1寸，平补平泻，以酸胀得气为度；百会穴平刺，快速均匀捻转至得气。以上诸穴均留针40分钟，每日治疗1次。首诊起针后患者即面露喜色，自诉脑鸣已减大半，头目清利，咽部无堵塞感。次日复诊诉昨日针毕回家后即排便，量多需以盆计，便后周身畅轻，夜寐改善，今晨未再哭泣。守前法续针3次，脑鸣之症余一、二成，偶有耳鸣，可耐受，情绪明显改善，食纳正常，大便通调，遂改1周同前治疗2次，期间相关药物逐渐减量，6周后停药，8周后停止治疗，随访6个月病情较平稳，未见明显反复。

【案2】胡某，女，63岁，家庭主妇。就诊日期：2011年9月13日。主诉：脑鸣、烦躁、失眠半年余。既往史：颈椎病、多发性腔梗、慢性肠炎、慢性糜烂性胃炎。病史：半年前与家人争执之后出现脑鸣，并逐渐出现耳鸣、情绪低落、烦躁、失眠等症状，辗转就诊于南京市各大医院神经科、耳鼻咽喉科、医学心理科。曾口服改善脑循环、营养神经、抗抑郁、抗焦虑等药物并行高压氧治疗，历经数月未见改善，由病友介绍来我处就诊。刻下症：脑鸣，耳鸣，鸣声低沉，嗡嗡作响，间断性发作，疲劳后加重；伴头昏，常不明原因咳嗽、咳时必痛引肩背，情绪低落，胸闷心慌，疲乏气短，自汗，眼干、视物模糊，记忆力减退，纳差，恶心欲呕，入睡困难、早醒，尿频、尿急，小便黄，大便溏；舌淡胖，苔薄白，脉细弱。西医诊断：脑鸣，抑郁障碍；中医诊断：脑鸣，郁病，证属肺气不利，肝郁脾虚。治疗原则：疏调肺气，扶土抑木。取穴及操作方法：太渊（双侧）、中府（双侧）、肺俞（双侧）、脾俞（双侧）、足三里（双侧）、气海、太冲（双侧）、百会。针刺方法：患者先取俯卧位、胸腹下垫软枕，肺俞斜刺、脾俞直刺，行导气针法。太渊穴避开桡动脉，直刺0.5寸，捻转得气后静留针。中府穴向外斜刺0.5寸，平补平泻。足三里、气海均直刺1.5寸，行捻转补法。太冲直刺1寸，行捻转泻法。百会穴平刺，快速均匀捻转至得气后行捻转补法，加艾条悬灸30分钟。上述诸穴均留针40分钟，隔日治疗1次。首诊毕，患者诉脑鸣减轻，间隔时间延长，疲乏改善。如期复诊诉两日来脑鸣、耳鸣均较前减轻，无明显反复，精力、情绪及睡眠改善，不自主咳嗽减少、咳时不再痛引肩背，尿频明显改善、每次尿量增加且排尿顺畅有力，尿色转淡。故守前法续治3次，诸症减轻，大便成形，情绪平稳。五诊去太冲，加肝俞，行导气针法。六诊后改每周治疗两次。11周后因举家迁往外省后未再治疗，治疗期间症状趋于平稳，未见明显反复。

讨论：西医学认为脑鸣（buzzing in brain）是由延髓的耳蜗神经核至大脑皮质听觉中枢的通道中任何一个部位病变所致，患者感觉鸣响源自脑内。研究提示，脑动脉狭窄是本病的常见病因，但大多数患者是主观性脑鸣，无器质性病变，只是脑功能失调。本病虽不危及生命，但因其时时发作，缠绵难愈，给人造成极大的痛苦和心理负担，常常作为抑郁障碍、焦虑障碍的主要躯体症状出现，严重时甚至使人有悲观厌世之感，扰乱其正常的工作与生活。

中医学鲜有专篇论述脑鸣者，但可见零星相关症状的表述，如《杂病源流犀烛》谓"头脑鸣响"。《名医类案》称"头响"。古人认为脑鸣是"雷头风"的主症，如《证治准绳杂病》云："雷头风……头如雷之鸣也，为风邪所客，风动则作声也。"本病临床多与耳鸣、头昏、情绪障碍、睡眠障碍等相伴而生，无较明确的治则，治疗时当结合患者病症特点辨证施治。

案1所述患者之脑鸣声调高亢、舌红，苔腻，脉弦滑，考虑其病性属实，另见腹胀、纳差、便秘等均属胃腑病候，每日定时哭泣，7~9时为辰时，乃足阳明胃经当令之时，另患者颈部堵塞感之部位恰为足阳明经循行之要塞，诸症皆提示病在足阳明胃经，考虑阳明腑实、痰浊壅盛，故以清泻阳明、通腑降浊之法治之。根据"病时间时甚者，取之输"，取足阳明经输穴陷谷行导气针法以平逆乱之经气、调失用之神机；针人迎、天枢、上巨虚以下气逆、去痰浊，配合谷、太冲以解郁开窍，风池、百会为局部用穴，取其近治作用以疏利头部经气。诸穴合用使脑鸣得减、胃腑通达、神机清爽。

案2患者虽以脑鸣为主症，但有一特殊症状值得重视，该患者常不明原因咳嗽、咳时必痛引肩背，并无咳痰、胸痛、发热等症。《灵枢·经脉篇》载："是主肺所生病者，咳，上气喘喝，烦心胸满……气虚则肩背痛、寒，少气不足以息，溺色变。"恰此患者咳时痛引肩背、烦躁、胸闷、气短疲乏、小便黄等症悉备，结合舌脉亦属虚证，故考虑其肺气虚，肺在五行属金，金气虚而无以制木，肝气亢逆而侮金，致肺气郁闭，清阳壅遏不升，脑髓失养终发为脑鸣、耳鸣之症。因为清阳功能的发挥，是在肺气治节作用下进行的，主要由肺气宣发来调节，正如《灵枢·阴阳清浊》篇所云："手太阴独受阴之清，其清者上走空窍。"清窍失养除有脑鸣耳鸣之外，还有头痛头昏、记忆力减退，双目亦因濡养不足而有眼干、视物模糊；肺气郁闭，其肃降功能失常，累及胃腑而有食欲减退、恶心欲吐；肺气虚，卫表不固，毛孔开阖失常而自汗；肺主治节功能紊乱而使昼夜节律改变，导致睡眠障碍。另木旺克土，脾气亦虚，可致便溏，土不生金，加重肺气虚之候。故治以疏调肺气，扶土抑木，其太渊、中府、肺俞补益肺气，足三里、脾俞健脾益气，取其培土生金之意；气海强壮全身之气、百会提升正气并促使气至病所，太冲泻肝气之有余。诸穴合用补虚泻实，调衡诸脏，而使经气条达、疾病得愈。

以上患者虽均苦于脑中鸣响，但结合他症可见病因病机之殊异，前者责之足阳明胃经之实证，后者咎于手太阴肺经之虚证，故归经取穴不同。文献报道亦提示本病病因病机多样，亦有以益肾填精补髓、疏肝解郁泻火、荣髓散瘀通络、醒脑开窍调神等法治者，均提示针灸治疗本病疗效确切，惟需审证求因、辨证施治方可解患者于倒悬。多数脑鸣患者伴有情志不遂，情志不畅则气机逆乱，神随气行，而致神机失调，表现为形神共病，导气针法除能平复逆乱的气机，更在调神方面具有明显的优势，此类患者可酌情使用。

两则病案给我们的另一个启发在于相当比例的抑郁障碍患者在临床表现上不以情绪症状为主诉，各种躯体不适往往更加突出，这些躯体症状正是我们进行归经辨证的重要线索，是针对性实施针灸治疗的基础。临床医师们当熟知经脉病候，临证方能迅速对相应症状敏感识别并有机整合，拟定治疗方案。

附三　针刺治疗抗抑郁药所致口干验案1则

　　大部分抗抑郁药因同时具有抗胆碱作用常引起口干等不良反应，对此临床医师多以含漱液、口含片等对症治疗，但疗效欠佳。采用针刺治疗因长期服用抗抑郁药所致口干1例取得较好疗效，现介绍如下。

　　钟某，女，61岁，2013年5月13日初诊。以"失眠15年，加重伴口舌干燥烧灼感2年"为主诉。患者15年前因失眠、情绪低落于某医院就诊，诊断为"抑郁障碍"，予以"欣百达"等抗抑郁药物治疗，病情稍有缓解，后因出现恶心、口干等症状自行停药，改服中药继续治疗，失眠症状有明显改善。2年前失眠加重，服用艾司唑仑不能缓解，重新服用"欣百达"后出现口干少津、唇齿麻木、舌及口腔黏膜烧灼感，以舌根舌背为著，喝水不得缓解。在某医院口腔科行唾液流率测定检查见唾液腺分泌功能损伤，经治疗未见好转。现患者神清，精神紧张，口干多饮，夜间为甚；唇齿麻木，头胀，时有心悸，纳可，二便调，失眠；舌红少津，苔黄，脉细数。西医诊断为抑郁障碍、口干症，中医诊断为不寐，辨证为肝肾阴虚证。治以养阴生津，宁心安神。针刺治疗以任督二脉、手足厥阴经及手足少阴经腧穴为主，配合耳穴压丸法。取穴：百会、四神聪、印堂、风池、安眠、间使、内关、神门、合谷、太冲、廉泉、上廉泉、太溪、足临泣；耳穴：神门、皮质下、交感、心、肝。操作：患者取仰卧位，选用0.30mm×40mm规格的毫针，百会、印堂接电针仪，刺激量以患者能耐受为度；神门进针轻柔，微捻转；合谷、太冲、足临泣行捻转泻法；风池针尖指向舌根部，以得气为度，余穴行捻转补法。留针30分钟，每天治疗1次。耳穴采用压丸法，每周治疗1次。治疗4周后患者诉口干、夜间为甚，但程度明显减轻，失眠缓解，精神略放松，但仍心悸，加刺心俞、厥阴俞。治疗6周后，患者舌及口腔黏膜烧灼感基本消失，心悸等症状消失，精神明显放松。继续治疗4周，患者精神可，口干显著改善，唾液流率测定检查接近正常，睡眠有较大改善，服用艾司唑仑的剂量和频次明显减少。随访2个月，患者整体情况稳定。

　　按语：口干症是一种口腔症状，而非一种独立的疾病，其病因涉及生理、病理、心理、神经、药物等多种因素。因此，对口干症的治疗要在明确诊断原发疾病的基础上深入分析其病因病机，才能达到治病求本的目的。抑郁障碍随患者体质差异而表现出各种不同症状，可归属于中医学"不寐""郁证""心悸"等范畴。在该案例中，患者以失眠、口干、舌及口腔黏膜烧灼感为主要临床表现。因心主神明，为五脏六腑之大主，肝主疏泄，喜条达恶抑郁，情志不遂，肝失条达，气郁化火，日久耗伤阴精，致使心神失养而出现失眠、心悸。舌为心之苗窍，肝经环唇内，气郁化火，营阴暗耗，则津液不能上承，经脉失养则口干、舌及口腔有烧灼感。中医诊断为不寐，其病因病机主要是情志不遂，耗伤阴精，津液不能上承。治宜疏肝调神、养阴生津，选取任督二脉、手足厥阴经及手足少阴经腧穴为主穴行针刺治疗。脑为元神之府，督脉入脑络，百会、印堂属督脉，可醒脑调神，为治疗情志疾病的要穴；肝主疏泄，调畅情志，太冲为肝经原穴，和合谷相配为"开四关"，具有疏肝、理气、解郁之功。间使为心包经经穴，又名"鬼路"，内关为八脉交会穴，神门为心经原穴，三者相配合具有益心气、安心神、畅心胸的功效；四神聪、安眠穴均为经外奇穴，相配而用可镇静安神；足临泣为足少阳经穴，合用可疏利胆经，对于情志不达、肝胆郁滞所引起的口部症状有较明显的治疗作用。廉泉、上廉泉与太溪可远近配穴，与风池可前后配穴，刺之可疏通舌与口腔经络，养阴生津止渴。针刺上述穴位可于神门、皮质下行耳穴压丸，以整体调整，达到标本兼治之功，故能获满意疗效。

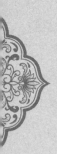

写在最后的话

目前，各种抗抑郁药物的疗效仍欠理想，因起效较慢，大多数患者症状缓解不佳；减少抑郁障碍的复发仍是难题；疗效评定主要依据症状缓解程度，未充分考虑到社会功能及生活质量；同时抗抑郁药物还易导致胃肠系统、心血管系统等出现不同程度的副反应。电休克治疗也存在短暂的治疗意识混浊和记忆丧失等副作用。另外，由于精神科医生和心理科医生专科之间的差异，也导致了在治疗理念上的某些分歧。

针灸治疗在抗抑郁治疗中发挥积极的作用。由于针灸治疗的特点和优势，在抑郁障碍的诊疗中能够充分发挥治神和治形的综合优势。

一、针灸治疗抑郁障碍的预后及转归

针灸治疗抑郁障碍，有较好的近期疗效。一般来说，心烦胸闷、睡眠障碍等症状首先得到明显改善，然后持续低落的情绪得到提高。及时适当地治疗，可以在短时间内明显改善症状。

但是，由于本病易迁延和易复发，需要约3~6个月的维持治疗，才能巩固疗效和预防复发。对于首次发作的抑郁障碍患者，需加强维持治疗的时间和密度，以防止复发。对于多次发作的抑郁障碍患者，极容易反复发作，在加强维持治疗的同时，注意诱发因素和发作频率，尽可能减少发作次数和症状的严重程度。

在抑郁障碍患者的预后中，除了躯体症状外，还要关注患者的精神心理症状以及与社会工作和家庭生活的和谐关系。

严重的抑郁障碍患者，易产生自杀念想和行为，应及早发现、及时干预。

二、抑郁障碍临床治疗的难点与对策

随着抑郁障碍发病率的逐渐增高，人们发现抗抑郁药对一定比例的患者疗效不理想。常用的SSRIs类抗抑郁药多数有起效延迟的弊端，抗抑郁药物或多或少的不良反应使越来越多的患者感到难以长期接受，抗抑郁药在减少抑郁障碍复发方面作用不明确也成为临床的难点之一。越来越多的临床实践表明，中西医结合的思路及针药结合的方法可能解决抗抑郁药临床应用中的某些难题。

（一）难点之一：如何减少无效率

作为当今常见疾病之一，绝大多数抑郁障碍患者在默默忍受着病痛的煎熬。由于抑郁障碍的发病原因复杂，一个患者可能存在多种病变原因和发病机理，抗抑郁药的疗效不能令人满意，有效率大约在60%~80%，同时并非所有患者能有效的从抗抑郁药中获得效果，20%~30%的患者治疗无效。所谓难治性抑郁障碍，指采用足量、足疗程的至少两种作用机制不同的抗抑郁药物治疗无效的抑郁障碍。更新的研究中均采用前瞻性定义，即将符合上述条件的患者采用一种已知有效的抗抑郁药，在临床研究条件下治疗一个充分的疗程（如6~8周），如仍无效（HAMD评分减分率<20%~30%），方定义为难治性抑郁障碍。对这部分抗抑郁药治疗效果不好的患者进行病情重新评价，调整用药甚至采用电休克（ECT）的同时，针灸的介入可以减少无效率。

辽宁陈国岐医师用电针联合抗抑郁剂治疗难治性抑郁障碍，探讨其疗效和安全性。观察组治疗方法为在原抗抑郁剂不变的同时加用电针治疗，毫针针刺百会、印堂穴，然后连接到G-6805型电针治疗仪，电量调至6V，频率2Hz，强度调至患者感到舒适且穴位局部皮肤肌肉抽动为度；每日治疗1次，每次45分钟。对照组所用抗抑郁剂不变，但不加用电针。治疗6周后用HAMD评分评定两组疗效，用TESS评分评定副反应。结果显示，观察组有效率为84.39%，对照组有效率为22.58%，两组有显著性差异。由此可见，电针合并抗抑郁剂治疗难治性抑郁障碍是行之有效的方法，结合针药能减少无效病例数，且不增加副反应。更多的临床观察表明，针灸与抗抑郁药结合与单纯抗抑郁药相比，可以明显提高有效率。

（二）难点之二：如何快速产生抗抑郁效果

一般的抗抑郁药需2~4周才能起效。起效慢的原因可能与药物引起大脑某些递质及其受体新的不平衡，需要一定时间使大脑某些受体脱敏有关。抗抑郁治疗快速起效的积极意义毋庸置疑，因为极端痛苦的抑郁障碍患者求医服药后，假若迟迟不出现疗效，将会使患者失去信心，增加患者致残或发生意外的危险性，而且也会因抗抑郁药起效缓慢而加重病情，使患者对治疗的依从性降低。因此，抗抑郁药的快速起效不仅可以减轻患者及其家属的痛苦，而且也会减少功能损害及降低自杀风险，同时，快速起效对减轻抑郁障碍的社会经济负担亦有具重要意义。

1.施以适宜的针灸操作

针灸操作可以给患者提供感知性的刺激，例如出现酸麻胀痛等针感，手法操作还可使针感向一定部位放散，电针则可持续给患者舒适的电脉冲刺激。穴位上的感受器接受针灸刺激后会出现特殊的反应，如医者针下有沉紧涩感觉，患者穴位周围的皮肤出现红晕，表明穴位也是人体的效应装置之一。无论是导气针法、补虚泻实针法、电针刺激，还是其他疗法的刺激，都可以说明针灸的感知性刺激与药物治疗需要经过体内吸收代谢相比，是完全不同的。针灸治疗抑郁障碍起效比单纯抗抑郁药物更快，已为越来越多的临床观察和动物实验所证实。同样只有变化的频率所产生的刺激，才能对身体产生特异性的治疗效应。针对抑郁障碍患者既焦虑，又抑郁，既敏感，又迟滞的矛盾状态，针灸的适宜刺激应该是，既使患者感受到针灸形成的特殊酸麻胀重及温热等感觉，但这些感觉的出现又不是突然的、强烈的、短暂的，缓和的导气针法及温和灸法可以使患者产生舒适的、和缓的、持续的刺激，容易使患者肌肉放松、情绪平和而达到形神共治的效果。

2.发挥督脉脊柱段的诊治作用

为使针灸快速产生抗抑郁的疗效，发挥督脉脊柱段压痛点的诊治作用十分重要。由于督脉入属于脑，与脑的联系最为密切。由于督脉的大椎穴是手足六阳经的交会穴，带脉与督脉交会；冲脉、任脉与督脉同起于胞宫，可见督脉通过与正经、奇经的广泛联系，与全身脏腑组织之间存在密切联系。

"脊椎压痛法"是古代发现督脉腧穴的方法之一。临床可通过手指按压的方法，检查抑郁障碍患者督脉脊柱段的压痛点，一般而言，大约有80%的抑郁障碍患者可能在身柱、神道、灵台、至阳等穴位出现压痛反应，通过寻找并将其纳入针刺范围，可使针刺治疗的效果更明显和迅速。临床还发现，抑郁障碍患者在上背部的压痛反应，与患者胸闷、心慌、焦虑不安、烦躁、入睡困难等症状有关。通过针刺治疗，随着压痛点的消失，临床症状也会随之改善。

（三）难点之三：如何减轻抗抑郁药的不良反应

由于抑郁障碍病程长、易复发，很多患者需要长期用药甚至终身用药治疗。但这些抗抑郁药大多可引起各种各样的不良反应。抑郁障碍本身已经给患者造成极大的身心痛苦，而抗抑郁药的不良反应对患者来说则是火上浇油，反而增加了患者的心理痛苦和躯体不适，影响了生活质量，降低了患者的药物依从性，从而也影响了药物的疗效及预后。临床上，除了等待不良反应的自行缓解，或将药物减少到最低有效剂量，或更换药物外，还可采取针灸及饮食疗法来克服药物的不良反应。

1.针灸抗抑郁与对症处理药物不良反应，双管齐下

抗抑郁药的不良反应主要有消化道症状，如恶心、口干、胃胀、便秘等，或焦虑失眠等神经系统反应，以及性欲减退等。针灸抗抑郁治疗的同时，也可兼顾药物的不良反应，作对症治疗。

恶心：内关、中脘、足三里。

口干：承浆、地仓。

便秘：支沟、天枢、上巨虚。

焦虑失眠：安眠、神门、三阴交。

烦躁：大陵、行间。

性欲降低：关元、三阴交。

或每次针灸治疗的同时在相应的背俞穴走罐5遍，或每次随症选用2~5个耳穴，如胃、肝、胆、脾、小肠、大肠、心、交感、内分泌、皮质下等穴，用轻或中度刺激针刺，或采用耳穴压丸法。

实践表明，针灸不但可以减轻抑郁障碍的症状，同时也能减轻服用抗抑郁药带来的不良反应，尤其是对胃肠系统的副作用，针灸对药物引起的口干、便秘、恶心以及胃脘不适等都有很好的效果。因为针灸从本质上讲，对人体的状态是一种趋向生理平衡的调节，针灸是在人体固有储备功能的基础上，更好地进行自我调节，达到相对的平衡。换言之，人体本身就具有许多正、负反馈调节机制，维持着基本的生理平衡。无论是抑郁障碍本身的病理变化造成的大脑化学物质不平衡，还是药物不良反应造成的不平衡，都会引起人体反馈机制的调整，针灸的作用正是使这种反馈调节产生更有利于人体平衡的治疗效应，促使机体的自稳态。由于针刺对呼吸、心脑血管、消化、泌尿生殖、神经、免疫、内分泌以及血液等多个系统都有明显的双向调整作用，就使得针灸可能对抗抑郁药造成的多系统不良反应通过"随症治疗"而加以改善。

2.配合饮食疗法，治疗和调理并举

饮食疗法不仅可为抑郁障碍的主症而设立，同时可针对抗抑郁药的不良反应而设计。由于恶心、胃胀、便秘是较早见到的消化道症状，许多抑郁障碍患者常因此而食欲下降。针对抑郁障碍患者因长期焦虑失眠而消耗大量能量，因此及时补充营养，才能有利于疾病的康复，建议多吃清淡而富有营养的食物，并注意服食润肠的食物，如黑木耳、海带、蜂蜜、糙米、苹果、草莓等，以保持大便通畅，帮助消化系统排毒。注意补充足量的水分，多食用新鲜果汁，除维持内脏正常营养需要外，还可润滑肠道，通利二便，促进体内有害物质的排泄。由抗抑郁药而致焦虑者，可用小麦50g、甘草10g、大枣10枚煎水，早晚分服。抑郁失眠患者的身体状态多样，患者应按自己的体质有选择地选用适合自己的食物。

（四）难点之四：如何减少复发

抑郁障碍是一种复发性疾病，大多数患者的病程呈反复发作、间歇性缓解。导致复发的因素非常复杂，如家族史、性格、治疗效果、间歇期状态、服药依从性、社会支持、生活事件等。在大多数临床试验中，只有少于50%的抑郁障碍患者能够完全康复，即达到临床痊愈水平，大多数患者存在残留症状，包括广泛躯体性焦虑、易激惹、对外界压力的过分反应、疲劳、失眠、信心不足等，这些症状对日后的复发将有重要的影响。

西医学发现服用SSRIs后，虽然相对增加了脑内5-HT的浓度，可以抑制促肾上腺皮质激素调节因子（CRF）的兴奋性，从而使患者的行为趋于正常。但是停药后，HPA轴的兴奋性又逐渐升高。为了防止复发，多主张长时间坚持服药。针灸治疗和心理调摄将对减少复发产生积极作用。

1.将针灸贯穿于发作期与缓解期

对于抑郁障碍，针灸虽属非特异性治疗手段，但在抑郁障碍的整个病程中，无论是发作期还是缓解期，对改善患者心理和躯体功能状态都有帮助。发作期由于针灸的介入，可能从整体上提高疗效，减少抑郁障碍的残余症状，减轻抗抑郁药的不良反应，提高患者长期服用抗抑郁药的依从性，因而也为减少复发奠定了基础。至于针灸的频次，可随症状的缓急而定。急性发作期可每日治疗1次，或隔日治疗1次。症状缓解后，可每周针灸2次，甚至1次。缓解期也可采取隔周针灸，交替进行的方式。

2.用中医心理疗法调心治本

中医学十分重视心理治疗与调摄，认为情绪因素在抑郁障碍的发生、发展及预防方面起重要作用，并创立以情胜情，劝说开导等方法治疗心理疾病，如果能将这些方法引入抑郁的心理治疗中，将会产生良好效果。

通过言语开导，可使抑郁障碍患者端正态度，积极配合，解除顾虑，增强信心，改变行为。运用中医"以情胜情"法，如"以喜胜忧"，通过心理疏导，暗示或听风趣幽默的故事，让抑郁障碍患者心中喜悦，笑逐颜开，从而克服抑郁、忧伤的情绪。运用安神静志法，指导患者个别或集体通过中医功法达到以一念代万念，指导患者均匀而缓慢地呼吸，达到"恬淡虚无""精神内守"的状态，对于保全精气颇有帮助。

针灸医师将心理疗法介入针灸治疗的全过程不但可能，而且必要。针灸医师比其他医务工作者有更多时间和机会与患者接触，而且在1个疗程内多次地重复治疗。针灸医师在诊疗过程中要尽可能让患者倾诉心理和躯体上的不适。通过"切诊"，掌握脉象和发现穴位压痛点。再配合使用导气针法，通过刺激患者认可的反应点，使针感放散到预定部位，不但能达到鼓舞阳气的生理效应，更能增加患者对于针灸的信任，这种积极的心理效应实际更有助于增强针灸的整体治疗效应。

三、经验与体会

（一）导气针法是治疗抑郁障碍的适宜针法

与药物治疗相比，一个适宜的针灸操作更容易发挥其即刻效应。而采用导气针法正是抑郁障碍的适宜针法。通过缓慢地提插捻转，由穴位浅层进入至深层，再由深层退出至浅层，患者感觉的不是突然出现的、不是时断时续的、强烈的针感，而是一种柔和的、舒适的、持久的感觉，而且这种感觉可能在一定区域范围或沿着某一方向扩散一段距离。这种舒适而和缓的针感很容易使患者从心理到生理产生放松感，一旦这种柔和的针感出现扩散，还会使远隔部位的症状减轻或消失，与"气至病所"的要求符合。实践表明，由于导气针法能让患者获得针感的良性体验，患者不会产生痛苦、紧张的感觉，使针刺的操作过程变成了一种愉快的经历和享受。患者自然而然地处于完全放松的状态，并且以积极的心态配合治疗，临床疗效自然可以较快出现。

针灸治疗通过给患者以感知性的刺激而产生效应。从患者对针灸操作有所感知的时刻起，就表明患者已经启动了人体的调整机制。另一方面，针灸操作又重视"随变而调气""以意调气"的原则，在操作过程中，全神贯注于针下细微变化，并随着经气的变化而有相应的操作，如此使针灸产生了起效快速明显的特征，甚至会"应针而效"。针灸快速起效的特征不仅在历史上造就了针灸治疗急症的优势，而且在抑郁障碍的治疗中，同样具有快速抗抑郁的优势。针灸治疗抑郁障碍的大量实践表明，针灸或针药结合治疗抑郁障碍比单纯抗抑郁药物要提前1~2周产生疗效。

（二）针药结合是提高抑郁障碍疗效的关键

总体上说，药物仍然是目前治疗抑郁障碍的主要手段，但由于抑郁障碍是一组病因和发病机制不同的异质性疾病，不同的发病原因可能造成发病机制的差异。因此药理作用单一的抗抑郁药很难解决抑郁障碍的多种病因及多种发病机制。

针灸具有独特的思维方法和对复杂系统状态的整体把握，具有独特的心理与精神治疗效应，已为越来越多的实践所证实。针灸对抑郁障碍的病理分析强调整体观念，人的大脑是一个极其复杂的系统，其结构与功能的稳定性有赖于大脑各部分物质与功能的协调。中医认为抑郁障碍的发病与内在禀赋所形成的特殊体质和精神因素密切相关，造成的基本病理为气机紊乱、阴阳失调、神失所养，导致闷、烦、懒等主症。选用督脉穴位为主，同时基于具体患者的不同体质对兼症进行治疗，采用导气针法，可以使气机通畅，达到阴阳平衡、形神和谐的状态。

由于针灸调整效应的强度是有限的，其性质是非特异性的，同时机体在对针灸刺激作出反应时，会消耗某些物质，因而连续、长期地针刺治疗会降低疗效。临床实践表明，对于轻中度抑郁障碍可以单独使用针灸治疗，对于重度抑郁障碍，针灸的效应强度是不够的。而且针灸并不是对抑郁障碍各种症状都十分有效，主要在改善焦虑性躯体症状、睡眠障碍、认知问题方面具有较好的效应。而抗抑郁药或镇静剂具有药效明确而专一的特点，恰能弥补针灸的不足。因此针药结合对于提高治疗抑郁障碍的整体疗效，尤其是快速起效方面具有优势，对于减轻药物的不良反应、提高患者的生活质量，提高长期治疗的依从性等方面也具有优势。

　　面对复杂系统的调整，包括对机体内部稳定性、机体与环境的协调性，抗抑郁药常暴露出一定的局限性，研究针灸是否可能克服抗抑郁药的不足，针药结合将可能发挥二者各自的特点，尤其是对复杂疾病而言，更具有单一药物或单一针刺不可比拟的疗效优势。

（三）针灸治疗抑郁障碍的疗效规律仍需进一步探索

　　针灸界探索针灸治疗抑郁障碍的疗效规律时间并不太长，尤其是近几年来，围绕影响针灸疗效的因素，如与针灸治疗抑郁障碍疗效密切相关的身体功能状态、处方选穴以及针灸刺激参数等相关的研究，开始引起针灸界的关注。初步研究表明针灸的疗效与以下几方面的因素相关。

　　患者机体功能状态对针灸疗效有明显的影响。就抑郁程度而言，轻度抑郁障碍针灸的疗效最好，一般不需要配合服用抗抑郁药。中度抑郁障碍疗效次之，可以配合抗抑郁药同时治疗。重度抑郁障碍疗效较差，需要配合抗抑郁药同时治疗。就病因而言，原发性抑郁障碍针灸疗效较好，继发性抑郁障碍需要配合治疗原发性疾病，疗效不及原发性抑郁障碍。就病程长短而言，病程越短疗效越好，针灸对初发的、急性起病且病程短的患者疗效较好，对隐匿起病、病程长且反复发作的患者疗效较差。

　　针灸选穴是影响疗效的关键因素。临床治疗抑郁障碍多以督脉腧穴为主，主要集中于督脉的头面部、项部和脊柱段腧穴。在对症处理时也有选用四肢部穴位及部分躯干部穴位。

　　针灸的刺激参数对疗效也有较大影响。目前临床以毫针针刺为主，电针十分常用。不同频率电针治疗抑郁模型大鼠的实验表明，2Hz的慢波效果比100Hz的快波更好。走罐、艾灸、梅花针等方法也显示了良好的治疗效果。

　　针药结合作为治疗抑郁障碍的新型治疗模式，在临床上已经初显优势。继续优化针灸方案、针药结合方案，通过多中心、大样本的研究说明其有效性和安全性，运用现代科学技术手段，研究针灸治疗抑郁障碍的疗效规律，研究针灸与抗抑郁药的不同疗效机制所包含的学术思想与理论基础，将是未来一段时间所面临的任务。

参考文献

［1］王艳君，李革飞，王晔博，等.调督通脑针法治疗卒中后抑郁症疗效观察［J］.河北中医，2019，41（06）：927–930.

［2］尹平，马洁，吴焕淦，等.解郁通腑针刺法治疗抑郁症患者伴便秘临床观察［J］.上海针灸杂志，2018，37（02）：159–164.

［3］郭颖，孙颖哲，赵永厚，等.头穴丛刺治疗抑郁症［J］.长春中医药大学学报，2019，35（02）：289–291.

［4］于钦明，王丹，李鸫，等.头穴配合俞原配穴针刺治疗中风后抑郁临床观察［J］.针灸临床杂志，2019，35（06）：27–30.

［5］冯勇，肖慧玲，林仁勇，等.薄氏腹针治疗中风后抑郁症临床疗效观察［J］.针灸临床杂志，2011，27（10）：33–35.

［6］姜浩，王铁云，李海燕，等.腹针疗法结合程氏三才针法治疗抑郁症临床研究［J］.新中医，2019，51（08）：218–220.

［7］谷婷，王东，柯增辉，等.孙思邈十三鬼穴联合开天门治疗脑卒中后轻中度抑郁症临床研究［J］.针灸临床杂志，2019，35（05）：5–9.

［8］余云进，谢宇锋，冯军，等.基于"少阳为枢"理论浅析针刺治疗青少年抑郁［J］.中国针灸，2019，39（12）：1353–1356.

［9］孙国朝，常俊华.艾灸百会穴治疗脑梗塞后抑郁症60例临床观察［J］.中医临床研究，2015，7（05）：99.

［10］石杰.艾灸疗法对抑郁症患者神经功能及认知功能的影响［J］.中国中医药科技，2020，27（01）：130–132.

［11］唐南淋，史佳，黄东勉.电针联合逍遥散对围绝经期轻中度抑郁症患者疗效及血清ACTH、CORT的影响［J］.广西大学学报（自然科学版），2019，44（02）：587–592.

［12］韩断，张红林，王晓玲，等.电针与单纯针刺治疗首发轻中度抑郁症临床疗效对比分析［J］.中医杂志，2019，60（15）：1304–1307.

［13］冼益民，梁艳安，朱丽华，等.电针治疗肝气郁结气虚血瘀型缺血性中风后抑郁

疗效观察［J］.新中医，2018，50（09）：185-187.

［14］刘富群，陈婧娇，张志雄.耳穴贴压治疗新诊断2型糖尿病合并抑郁症疗效观察［J］.上海针灸杂志，2016，35（09）：1073-1076.

［15］杨青，李晓清，杨淑萍，等.耳针在中风后病人抑郁预防中的应用［J］.护理研究，2016，30（05）：620-621.

［16］崔洪健.耳穴疗法治疗抑郁症的系统评价［D］.辽宁中医药大学，2016.

［17］刘洋，王雅芹.针灸加拔罐配合心理疗法治疗中风后抑郁症的临床研究［J］.河北医学，2013，19（11）：1720-1722.

［18］王招玲，王黎玲，彭莉云，等.刺络拔罐联合刮痧治疗抑郁症的临床疗效观察［J］.中国现代医生，2016，54（34）：122-124.

［19］何玲娜，杜萍，申治富，等.河车路行罐配合擦法治疗糖尿病后抑郁症疗效观察［J］.中国针灸，2016，36（03）：245-249.

［20］张志全，杨新国，刘香玲，等.穴位埋线耳穴治疗配合中药舒郁饮子治疗卒中后抑郁66例分析［J］.山西医药杂志，2014，43（03）：309-310.

［21］王玉杰，石志敏.穴位埋线配合心理干预治疗妇科恶性肿瘤术后抑郁状态［J］.吉林中医药，2017，37（07）：745-747.

［22］崔星，胡翀妮，吴云天，等.针刺结合穴位埋线治疗围绝经期妇女抑郁状态的临床研究［J］.中国实用医药，2017，12（17）：70-72.

［23］魏燕莹.针刺与埋线对抑郁模型大鼠氨基酸类神经递质的影响［D］.广州中医药大学，2018.

［24］童迅，杨才德.中国穴位埋线疗法系列讲座（104）星状神经节埋线法为主治疗抑郁障碍临床观察［J］.中国中医药现代远程教育，2019，17（15）：78-80.

［25］张志伟，邓宁.梅花针叩刺法治疗抑郁症临床观察［J］.国际中医中药杂志，2008，30（03）：213-214.

［26］覃骊兰，梁钢，孙健，等.壮药穴位贴敷疗法治疗老年抑郁症失眠技术方案研究［J］.广西中医药大学学报，2015，18（03）：118-120.

［27］张元春，赵翠萍，靳文丽，等.子午流注纳支法中药穴位贴敷治疗抑郁症失眠疗效观察［J］.护理研究，2019，33（01）：118-121.

［28］金在艳，李光熙，边永君，等.皮内针治疗慢性阻塞性肺疾病急性加重期伴焦虑抑郁的疗效观察［J］.中医药导报，2016，22（19）：53-54，63.

［29］贾爽杰.梅花针叩刺结合耳穴贴压治疗抑郁症62例［J］.针灸临床杂志，2012，

28（09）：37-38.

　　［30］马燕辉，毕海洋，马琳，刘红玉，梁芳妮，戚素梅，武丹，刘征.针刺配合揿针治疗卒中后轻中度抑郁的疗效观察［J］.上海针灸杂志，2019，38（02）：174-177.

　　［31］田绍侠，田赛.中医三联疗法治疗抑郁症36例临床观察［J］.世界中医药，2016，11（06）：993-995，998.

　　［32］鲁艳萍，杨东东.杨东东教授刮痧疗法结合化痰解郁方治疗抑郁症临床经验［J］.中西医结合心血管病电子杂志，2017，5（13）：159-160.

　　［33］贾一波，刘雪锋，王玉华.刮痧结合心理疏导治疗中风后抑郁障碍的临床研究［J］.光明中医，2014，29（03）：569-570.